Digitalisierung in der Physiotherapie

Springer Nature More Media App

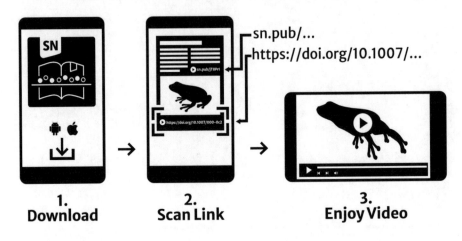

sn.pub/...
https://doi.org/10.1007/...

1.
Download

2.
Scan Link

3.
Enjoy Video

Support: customerservice@springernature.com

Beate Kranz-Opgen-Rhein

Digitalisierung in der Physiotherapie

Mit Beiträgen von Remo Laschet

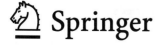 Springer

Beate Kranz-Opgen-Rhein
Aachen, Deutschland

ISBN 978-3-662-68273-9   ISBN 978-3-662-68274-6   (eBook)
https://doi.org/10.1007/978-3-662-68274-6

Die Deutsche Nationalbibliothek verzeichnet diese Publikation in der Deutschen Nationalbibliografie;
detaillierte bibliografische Daten sind im Internet über https://portal.dnb.de abrufbar.

Planung/Lektorat: Ulrike Hartmann
Springer ist ein Imprint der eingetragenen Gesellschaft Springer-Verlag GmbH, DE und ist ein Teil von
Springer Nature.
Die Anschrift der Gesellschaft ist: Heidelberger Platz 3, 14197 Berlin, Germany

Das Papier dieses Produkts ist recyclebar.

„Wandlung ist notwendig wie die Erneuerung der Blätter im Frühling"
(Vincent van Gogh)

Vorwort

Das digitale Zeitalter ist auch in der Physiotherapie angekommen. Viele Abläufe in der physiotherapeutischen Praxis sind schon digitalisiert. In Zukunft wird der Einsatz der digitalen Möglichkeiten in den Einrichtungen weiter ausgebaut werden und ab 2026 über die verbindliche Nutzungspflicht der Telematikinfrastruktur (TI) verpflichtend sein.

Diese ermöglicht neben vielem anderen die Möglichkeit zur Videotherapie. Über diese Möglichkeit der Videotherapie in der Physiotherapie eröffnet sich ein neuer und erweiterter Markt. Die audio-virtuelle Physiotherapie wird in den kommenden Jahren einen festen Stellenwert in der Physiotherapie einnehmen.

Durch die Digitalisierung der Physiotherapie ist eine umfangreiche Medienkompetenz bei der Leistungserbringung notwendig.

Gesetzliche Grundlagen für die digitalen Handhabungen und Wissen über Social Media sind notwendig, um digital mit der Physiotherapie zu arbeiten.

Das Buch „Digitalisierung in der Physiotherapie" soll wertvolle Informationen zur Digitalisierung geben und praxisnah Ihre Arbeit in diesem Bereich mit hilfreichen Tipps unterstützen.

Methodische und didaktische Informationen sollen zudem die Medienkompetenz bei der Durchführung der Videotherapie fördern. Es liegt eine spannende Zeit vor allen Berufsangehörigen. Nutzen wir die Chancen und gehen den Weg!

Die rechtlichen Rahmenbedingungen wurden von Prof. Dr. Remo Laschet, Köln, zusammengefasst. Vielen Dank für diese Zusammenarbeit.

Ein Buch braucht neben der Autorenschaft und den Personen, die die Entstehung des Werks im Verlag unterstützen, immer Menschen, die bei der Entstehung zusätzliche wertvolle Unterstützung leisten.

Dank gilt Patrick Krott (PhysiOnline GbR) für die Bereitstellung verschiedener Wissensbereiche zum Thema Videotherapie und Social Media.

Ein weiterer Dank gilt Sabine Fischer für ihre Verständnisfragen, die zu präziseren Formulierungen geführt haben.

Zum Schluss danke ich den Menschen in meiner Umgebung, die mir mit liebevoller Unterstützung und großem Verständnis den Rücken freigehalten haben, damit dieses Buch entstehen konnte. Danke an meine Familie!

Viel Freude beim Lesen, Informieren und Testen – Digitalisierung in der Physiotherapie

Aachen, Deutschland   Beate Kranz-Opgen-Rhein

Inhaltsverzeichnis

Über die Autorin

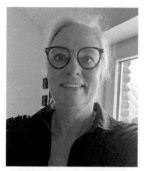

Dr. Beate Kranz-Opgen-Rhein Physiotherapeutin, Heilpraktikerin und hat im Fach Theoretische Medizin promoviert. Ihre beruflichen Schwerpunkte sind: Biomechanik, myofasziale Triggerpunkt-Therapie (IGTM) und Osteopathie (FVDH).

Sie ist in eigener Praxis tätig und Gründungspartnerin der PhysiOnline Sprechstunde GbR, www.physio-online-sprechstunde.de. Sie war an der Entstehung der Studiengänge für Physiotherapie an der FH Aachen, der Rheinischen Fachhochschule Köln und der IUBH Bad Reichenhall beteiligt. Als Hochschuldozentin für Physiotherapie, Naturheilkunde und Komplementäre Heilverfahren und Autorin arbeitete und arbeitet sie an verschiedenen Hochschulen, zurzeit an der Diploma Hochschule. Sie hat verschiedene Marken- und Produkt-Patente entwickelt, die beim Deutschen Patent- und Markenamt eingetragen sind.

Das Thema Digitalisierung begleitet sie von Beginn an zukunftsorientiert.

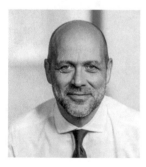

Prof. Dr. iur. Remo Laschet Zu den rechtlichen Fragestellungen stand Herr Prof. Dr. iur. Remo Laschet beratend zur Seite, Rechtsanwalt bei Rechtskontor PartmbB, www.rechtskontor.koeln, Mitglied der Rechtsanwaltskammer Köln, Professor für Wirtschaftsrecht und Konfliktforschung an der Rheinische Fachhochschule Köln (RFH), www.rfh-koeln.de, Geschäftsführender Direktor des RIK I Institut für Konfliktforschung und präventive Beratung, www.rik.koeln, Justitiar von Physio Deutschland NRW I Zentralverband für Physiotherapie (ZVK) – Landesverband Nordrhein-Westfalen e.V., www.nrw.physio-deutschland.de.

Abkürzungen (alphabetisch geordnet)

ARGE	Arbeitsgemeinschaft
BÄK	Bundesärztekammer
BMG	Bundesministerium für Gesundheit
DIGA	digitale Gesundheits-App
DSGVO	Datenschutzgrundverordnung
EU DSGVO	Datenschutzgrundverordnung der Europäische Union
DVPMG	Gesetz zur digitalen Modernisierung von Versorgung und Pflege
eGBR	elektronisches Gesundheitsberufsregister
eHBA	elektronischer Heilberufsausweis
eHMV	elektronische Heilmittelverordnung
eR	elektronisches Register
eGK	elektronische Gesundheitskarte
eMP	elektronischer Medikationsplan
ePA	elektronische Patientenakte
G-BA	Gemeinsamer Bundesausschuss
gematik	Gesellschaft für Telematik Anwendungen der Gesundheitskarte mbH, beauftragte Einrichtung zur Umsetzung der TI
GKV	gesetzlich Krankenversicherte, Dachverband der Krankenkassen in Deutschland
ICD-10-Code GM	Internationale statistische Klassifikation der Krankheiten und verwandter Gesundheitsprobleme, German Modifikation
ICF	Internationale Klassifikation der Funktionsfähigkeit, Behinderung und Gesundheit
ID	Identifikationsnummer
IK	Institutionskennzeichen
KBV	Kassenärztliche Bundesvereinigung
KIM	Kommunikation in der Medizin

NRS	numerische Rating-Skala
QES	qualifizierte elektronische Signatur
SMC-B	Security Module Card Karte/Schlüssel zur TI
TI	Telematikinfrastruktur
TI Messenger	Messenger-Dienst für die Telematikinfrastruktur
VSDM	Versichertenstammdatenmanagement
VPN	virtuelles privates Netz
VAS	visuelle Analogskala

Geschichte der Digitalisierung in der Physiotherapie-Praxis

1

Verschiedene Unternehmen, die die Praxen schon immer mit analogen Angeboten zur Praxisverwaltung versorgt haben, haben schon früh angefangen, ein digitales Angebot zur Praxisverwaltung in Praxen und anderen physiotherapeutischen Einrichtungen zu schaffen. Unterschiedliche Softwareangebote wurden entwickelt. Tragende Unternehmen in Deutschland sind Noventi, azh, srzh, zrk, Buchner, Theorg und mehr. Neben den Softwareprogrammen zur Terminierung, Patientenverwaltung und Abrechnung mit dem PC stellen die Unternehmen heute Programme und Apps für transportable Geräte wie Smartphones und Tablets her. Die Software auf den transportablen Geräten kann sich mit den Computern der Praxen synchronisieren. So haben die Personen, die Daten benötigen, jederzeit Zugriff auf ihre Terminpläne, die Abrechnung und auf Daten der behandelten Personen.

Die Terminbuchung über das Internet ist keine Seltenheit mehr. Wo früher die Termine in den Terminplan aus Papier oder fortschrittlich in den PC eingegeben wurden, können heute Termine selbstständig über das Internet gesucht und gebucht werden. Unternehmen, bieten die Möglichkeit an, Termine für die Videotherapie zu planen. Der digitale Terminplan, online zugänglich, spart wertvolle Ressourcen: Zeit, Geld, Personal und mehr. Gleichzeitig führt der Zugriff, der jederzeit möglich ist, zur deutlich besseren Auslastung des Terminplans.

Unternehmen gehen heute noch einen Schritt weiter. Sie verknüpfen Suchanfragen mit verschiedenen Physiotherapie-Angeboten. So lässt sich schnell ein fachkompetentes Angebot für Physiotherapie in einer Praxis in unmittelbarer Nähe oder bei einer Praxis für Physiotherapie finden, die Videotherapie anbietet.

Interessant ist, dass bis zum heutigen Tag viele physiotherapeutische Einrichtungen digitale Möglichkeiten nur in sehr geringem Umfang oder überhaupt nicht nutzen. Umfragen der klassischen Anbieter von Softwareprogrammen für

Physiotherapie-Einrichtungen geben die Zahl der Praxen, die mit einem Computer im Bereich der Terminierung und Abrechnung bereits arbeiten, mit 40–60 % der niedergelassenen Praxen an. Ein großer Teil der Praxen arbeitet tatsächlich immer noch mit dem Papierkalender, mit Bleistift und Radiergummi. In der Literatur finden sich derzeit keine validen Zahlen über den Einsatz von digitaler Technik im Bereich der Heilmittelerbringer Physiotherapie.

Alle Heilmittelerbringer Physiotherapie *müssen* bis 2026 an die Telematikinfrastruktur (TI), und die dazu gehörenden Digitalisierung der einzelnen Abläufe, angeschlossen sein. Jede Person im Gesundheitswesen muss sich bis dahin mit dem Thema Digitalisierung und Telematikinfrastruktur beschäftigen und auseinandersetzen. Und nicht nur das. Es ist ratsam, dies frühzeitig anzugehen. Ein sicherer Umgang mit der Technik benötigt 0,5–1,5 Jahre. Bis 2026 beim unmittelbaren Start müssen die Zeit und ausreichend Schulungsangebote zur Verfügung stehen und genutzt werden.

Jetzt ist somit die Zeit, mit der Vorbereitung der Unternehmen zu beginnen. Alle maßgeblichen Eckpunkte sind bekannt.

Geplant ab 2026 ist das Jahr der Jahre: Ab 2026 sollen die …

- Übermittlung der Heilmittelverordnungen, erneut verschoben auf 2027
- die Datenerfassung der Patienten über die elektronische Patientenakte (ePA),
- die Erfassung des dann digitalen Rezeptes,
- die Terminierung, die Befundaufnahme,
- die Verlaufsdokumentation,
- die Kommunikation mit den behandelnden Partner:innen aus dem medizinischen Sektor (Kommunikation in der Medizin, KIM),
- die Berichterstellung,
- die begründete Anforderung einer erneuten Verordnung im Bedarfsfall und
- die Übermittlung voller Rezepte an die Kostenträger

digital möglich sein.

1.1   Die TI (Telematikinfrastruktur) kommt!

Sowohl die Verbände als auch die Softwareanbieter sind daran interessiert, alle in physiotherapeutischen Einrichtungen tätigen Personen so schnell wie möglich auf die Digitalisierung aufmerksam zu machen und im Umgang mit den neuen Möglichkeiten zu schulen.

Bei tatsächlich 40–60 % der Praxen, die noch nicht digitalisiert sind, macht das rund 19.680 bis 29.520 Praxen mit Schulungsbedarf aus. Dabei geht man von einer Personalstärke von durchschnittlich 6,5 Stellen pro Praxis aus, wobei 50 % dieser Stellen mit Teilzeitkräften besetzt sind. Die Anzahl der Praxen wird mit 49.200 Praxen in Deutschland angegeben „… 2020 gab es 49.200 ambulante Physiotherapie- und Massage-Praxen in Deutschland …".

Insgesamt wird die Zahl der in der Physiotherapie angestellten Personen vom Verband Physio-Deutschland mit 179.000 angegeben. Hinzu kommen noch die Büro- und Anmeldungskräfte, die geschult werden müssen. Diese Zahlen geben eine ungefähre Vorstellung davon, wie viele Personen bis 2026 in der TI geschult werden müssen.

1.2 Angebote der Softwareanbieter

Die Anbieter von Softwarelösungen bieten für den Bereich der Heilmittel verschiedene Möglichkeiten für Physiotherapiepraxen und Einrichtungen an.

Zu den Angeboten gehören die Anlage und das Führen der Krankenakten. Schon im Erstkontakt, sei es am Telefon oder in der Praxis, werden die Daten in der Datenbank erfasst. Die persönlichen Kontaktdaten wie Name, Geburtsdatum und Wohnort werden erfragt. Für die TI ist es wichtig, dass digitale Daten des Patienten erfasst werden. Hierzu gehört beispielsweise die E-Mail-Adresse. Hat man die E-Mail-Adresse aufgenommen, so besteht bei vielen Softwareprogrammen heute schon die Möglichkeit, digital über Termine, Terminausfälle sowie Praxisangebote informiert zu werden. Es besteht die Option, unkompliziert und digital in Kontakt zu treten. Die Praxis kann diese Möglichkeiten neben dem normalen Informationsdienst auch zur Werbung nutzen. Glückwünsche zum Geburtstag via E-Mail holen z. B. die Erinnerung an eine physiotherapeutische Einrichtung ins Gedächtnis. Schließlich kann über den E-Mail-Kontakt über Neues aus der Praxis informiert werden. Alle diese Informationen binden an die Praxen.

Beispiel für Kommunikation mit den Patient:innen (Schreiben in der Energiekrise im August 2022)

Liebe Patient:innen,

Aufgrund der Energiekrise werden wir Ihnen ab September 2022 Handtücher nur noch in Ausnahmefällen zur Verfügung stellen.

Waschen und Trocknen sparen hilft, Energie zu sparen! –

Machen Sie mit. Bitte bringen Sie ab September Ihre eigenen Handtücher und Decken in einem Beutel mit. Lagern Sie diesen Beutel griffbereit im Auto oder zu Hause und bringen Sie ihn jeweils mit zu Ihrer Behandlung.

Vielen Dank, Ihr Praxisteam ◄

Die Pflege der Patientendaten bezeichnet man als Versichertenstammdatenmanagement – VSDM.

Die elektronische Gesundheitskarte (eGK) hilft dabei, die Daten in das Praxissystem zu übertragen. Über die eGK werden bereits heute die Versichertendaten durch das Kartenlesegerät eingelesen und im Programm hinterlegt. Die ePA – elektronisch-Patientenakte – wird zukünftig weitere Informationen, unter anderem auch die digitale Heilmittelverordnung, direkt in die Programme übertragen. Heute schon sind Systeme so weit, dass die Heilmittelverordnung nicht mehr mit der Hand eingeben wird, sondern eingescannt werden kann. Das spart Zeit und Arbeitskraft.

Sind die Daten erfasst, können Termine für die Patienten gesucht und in den digitalen Terminkalender eingetragen werden. Es muss nicht mehr jeder Termin einzeln im Plan gesucht und festgehalten werden. Die Programme können Dauertermine und sich wiederholende Termine im Endlos-Terminkalender eintragen. Mit Vorlauf und Rücklauf im Terminkalender werden freie Termine für den Patienten gesucht. Dabei kann in der Suche festgelegt werden, welche Person aus dem Praxisteam für die Behandlung vorgesehen ist. Räume können geplant und belegt werden. Dies sind nur ein paar der Möglichkeiten, die ein digitaler Terminkalender in der digitalen Terminführung als Vorteile bietet.

Die Fehlersuche durch das System vereinfacht die Kontrolle der Heilmittelverordnungen. Ist das Rezept im System angelegt, so überprüft die Software die Heilmittelverordnung umgehend auf Fehler. Überprüft werden z. B.:

- Indikationsschlüssel
- ICD-10-Code (International Statistical Classification of Diseases and Related Health Problems. Deutsch: Internationale Klassifikation der Krankheiten)
- Fristen

Am Ende werden durch dieses Prüfverfahren finanzielle Verluste für die Praxen vermieden. Denn, Fehler auf den Heilmittelverordnungen, die nicht erkannt und verbessert werden, führen dazu, dass die Kosten der Behandlungen von den gesetzlichen Krankenkassen nicht übernommen werden.

1.2.1 Befund aufnehmen

Am Anfang einer Behandlung steht eine umfassende Befundaufnahme nach ICF, der International Classification of Functioning, Disability and Health. Eine gründliche Befundaufnahme stellt die Basis der physiotherapeutischen Diagnostik dar und bildet die Grundlage für die qualitative physiotherapeutische Behandlung. Softwareprogramme bieten verschiedene Möglichkeiten, Befunde in den Programmen festzuhalten.

Sie bieten Darstellungen von Körpern an, in denen die betroffenen Körperregionen markiert und beschriftet werden können (Abb. 1.1).

7. Ort der Beschwerde
Wo haben Sie Schmerzen oder Sensibilitätsstörungen, bitte markieren Sie diese Stellen an den folgenden Körpern. Sie können auch etwas dazu schreiben.

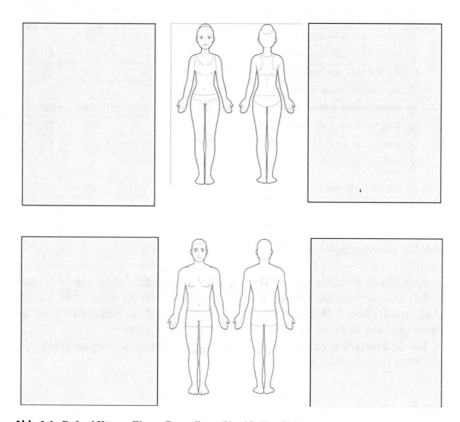

Abb. 1.1 Befund Körper. Eigene Darstellung: PhysiOnline GbR

Textverarbeitungsprogramme helfen, Befunde zu verschriften. Einige Anbieter stellen fertige digitale Befundbögen nach International Classification of Functioning, Disability and Health (ICF) zur Verfügung. PhysiOnline stellt zudem einen digitalen Erstkontakt-Screeningbogen (Abb. 1.2) und eine digitale VAS (visuelle analoge Schmerzskala) zur Verfügung.

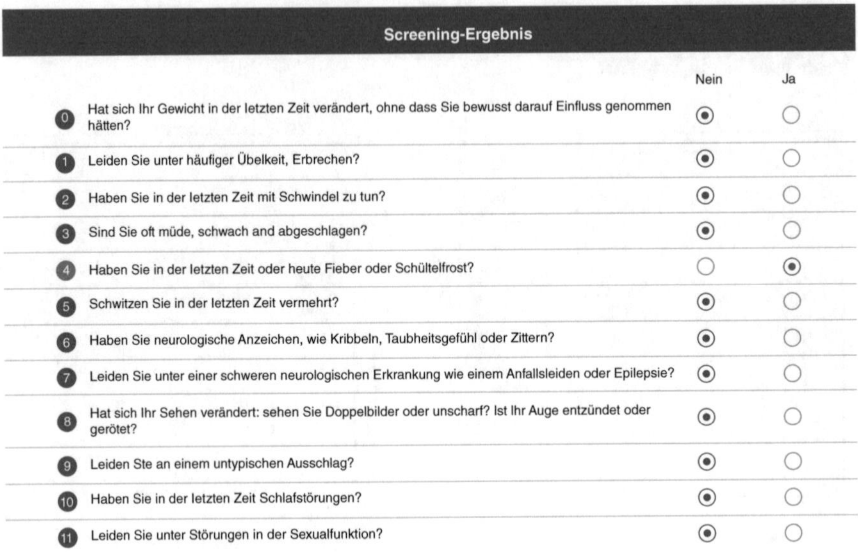

Screening-Ergebnis		
	Nein	Ja
⓪ Hat sich Ihr Gewicht in der letzten Zeit verändert, ohne dass Sie bewusst darauf Einfluss genommen hätten?	◉	○
① Leiden Sie unter häufiger Übelkeit, Erbrechen?	◉	○
② Haben Sie in der letzten Zeit mit Schwindel zu tun?	◉	○
③ Sind Sie oft müde, schwach and abgeschlagen?	◉	○
④ Haben Sie in der letzten Zeit oder heute Fieber oder Schültelfrost?	○	◉
⑤ Schwitzen Sie in der letzten Zeit vermehrt?	◉	○
⑥ Haben Sie neurologische Anzeichen, wie Kribbeln, Taubheitsgefühl oder Zittern?	◉	○
⑦ Leiden Sie unter einer schweren neurologischen Erkrankung wie einem Anfallsleiden oder Epilepsie?	◉	○
⑧ Hat sich Ihr Sehen verändert: sehen Sie Doppelbilder oder unscharf? Ist Ihr Auge entzündet oder gerötet?	◉	○
⑨ Leiden Ste an einem untypischen Ausschlag?	◉	○
⑩ Haben Sie in der letzten Zeit Schlafstörungen?	◉	○
⑪ Leiden Sie unter Störungen in der Sexualfunktion?	◉	○

Abb. 1.2 Screeningbogen. Eigene Darstellung: PhysiOnline GbR

Re-Befunde können nach Bedarf ausgeführt werden. Im Angebot befinden sich zudem Vorlagen wie die visuelle Analogskala (VAS) und die numerische Ratingskala (NRS) (Abb. 1.3). Die Skalen helfen, die Intensität der Schmerzen und/oder das körperliche Befinden im Verlauf der Therapie festzuhalten.

Die Software-Programme beinhalten meist ein Textverarbeitungsprogramm für eine freie Befunderhebung durch die Nutzer.

1.2.2 Abrechnung

Mit Hilfe der Programme hat man meist zwei Möglichkeiten zur Abrechnung der Leistungen: Entweder es wird die Abrechnung für die Abrechnungsstelle oder die Abrechnung mit den Krankenkassen direkt vorbereitet.

Ist ein Rezept fertig bearbeitet, so prüft das Programm wie bei der Annahme der Verordnung erneut, ob alle Vorgaben für das Rezept eingehalten wurden.

Hierzu gehören z. B.:

• Beginn der Therapie,
• Therapieabstände,
• Unterbrechungszeiträume mit Begründung,
• Eigenanteil bezahlt.

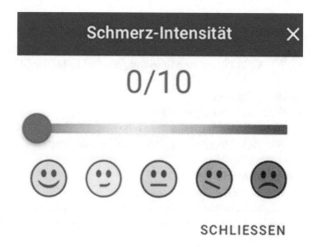

Abb. 1.3 Beispiel einer VAS/NRS-Skala. Eigene Darstellung: PhysiOnline GmbH

Sind alle Rezepte für eine Abrechnung fertig bearbeitet, mit Stempel versehen unterschrieben und markiert, so werden die Rezepte innerhalb des Programms virtuell an die Abrechnungsstelle übersendet. Das Programm zeigt der Praxis daraufhin an, wie hoch die Abrechnungssumme insgesamt ist, wie viel Eigenanteil schon eingenommen wurde und wie hoch die Summe ist, die noch durch die Krankenkassen erstattet werden wird. Die Originalrezepte werden jetzt entweder zu den Krankenkassen oder zur Abrechnungsstelle versendet. In Zukunft wird dieser Weg digital über die TI laufen, sodass das komplizierte Einreichverfahren der Rezepte zur Abrechnung mit den Krankenkassen entfällt.

1.2.3   Personalführung

Neben den Angeboten der Patientendatenführung, der Befundaufnahmen der Terminierung und Abrechnung enthalten moderne Softwareprogramme auch Module für die Personalführung. Diese Module sind für die Führung eines Arbeitszeitkontos notwendig. Gleichzeitig ermöglichen sie, die Produktivität des Personals zu bestimmen.

Im Folgenden werden Beispiele aufgelistet, die für die Personalführung zur Verfügung stehen:

Arbeitszeiten
- An welchen Tagen?
- Zu welchen Stunden an den entsprechenden Tagen?
- Wie viele Urlaubstage?
- Wie viele Sonderurlaubstage?

Arbeitszeitermittlung
- Wie viele Stunden gearbeitet?
- Wie viele Stunden am Patienten gearbeitet, wie viele Stunden anders beschäftigt?
- Wie viele Plus- und Minusstunden sind angefallen?

Urlaubsplanung
- Wann ist Urlaub gewährt?
- Wie viele Urlaubstage stehen noch aus?
- Wie viele Urlaubstage sind bereits genommen?

Umsatzstatistik
- Welche Behandlungen hat wer durchgeführt?
- Wie viel Umsatz wurde pro Person erwirtschaftet?
- Wie viel Bürozeit wurde von den einzelnen Personen erbracht?

Krankheitsstatistik
- Wie viele Krankheitstage hatten einzelne Personen?
- Liegen alle Krankschreibungen vor?

Das Bundesarbeitsgericht (BAG) hat mit Beschluss vom 13. September 2022 (Az. 1 ABR 22/21), festgestellt, dass in Deutschland die gesamte Arbeitszeit der Arbeitnehmerinnen und Arbeitnehmer aufzuzeichnen ist. Arbeitgeber sind nach § 3 Abs. 2 Nr. 1 des Arbeitsschutzgesetzes (ArbSchG) – in unionskonformer Auslegung – verpflichtet, ein System einzuführen, mit dem die von den Arbeitnehmern geleistete Arbeitszeit erfasst werden kann. Damit hat das BAG verbindlich entschieden, dass das Urteil des Europäischen Gerichtshofs (EuGH) vom 14. Mai 2019 (EuGH Rs. 55/18 CCOO) auch von den deutschen Arbeitgebern zu beachten ist.

Das BAG bezieht sich in seiner Entscheidung vom 13. September 2022 auf ein Urteil des EuGH, welches die Auslegung der Arbeitszeitrichtlinie betraf. Die Richtlinie verpflichtet alle Mitglieder der Europäischen Union, die darin enthaltenen Vorgaben in nationales Recht umzusetzen. Aus diesem Grund besteht die Verpflichtung zur Arbeitszeitaufzeichnung in allen Mitgliedstaaten.

Achtung, die Regelung im Arbeitszeitgesetz ist nicht vollständig: § 16 Absatz 2 des Arbeitszeitgesetzes verpflichtet den Arbeitgeber zwar zur Aufzeichnung der werktäglichen Arbeitszeit über acht Stunden sowie der gesamten Arbeitszeit an Sonn- und Feiertagen. Der Arbeitgeber hat danach die Arbeitszeitnachweise mindestens zwei Jahre aufzubewahren und auf Verlangen der Aufsichtsbehörde vorzulegen oder zur Einsicht zuzusenden.

Das BAG hat aber in seiner Entscheidung vom 13. September 2022 verbindlich festgestellt, dass auch in Deutschland die gesamte Arbeitszeit der Arbeitnehmerinnen und Arbeitnehmer aufzuzeichnen ist. Das ist laut BAG bereits heute geltendes Recht (BMAS).

1.2.4 Praxisstatistik

Die Zahlen, die die Softwareprogramme ermitteln, helfen den Einrichtungen, Praxen und Unternehmen, Statistiken zu erstellen, die Hinweise auf Fehler in den Praxisabläufen geben können. Abläufe im Unternehmen können auf Grund diesen Wissenstandes und Erkennens deutlich verbessert werden.

Die Zahlen aus den Programmen können einen Hinweis darauf liefern, wo Verbesserungsmöglichkeiten bestehen und welche Abläufe bereits optimal im Unternehmen laufen. Über die dargelegten Zahlen und deren Analyse kann das Unternehmen Stellschrauben im Betrieb finden, mit denen der Praxisumsatz und der Praxisgewinn verbessert werden können.

Über die Informationen aus der Statistik kann der Personalschlüssel der Praxis bestimmt werden. Diese lassen erkennen, wo der Behandlungsschwerpunkt der Praxis liegt. Finden in der Praxis beispielsweise deutlich mehr Lymphdrainagen als andere physiotherapeutische Anwendungen statt? Diese Fragen beantworten die Zahlen.

Das Ergebnis stellt fest, welche Fortbildung oder Weiterbildung in der Einrichtung benötigt wird, um den spezifischen Behandlungsbedarf der Praxis zu decken. Im oben genannten Fall wäre es erforderlich, verstärkt auf Ausbildungen beim neu eingestellten Personal in Lymphdrainage zu achten als auf Personen, die für solche Fertigkeiten keine Zertifikatsfortbildung haben.

Die Statistik der Praxissoftware hilft, Entscheidungen auf der Basis von realen Erkenntnissen zu treffen und nicht mehr auf der Basis von eigenen Schätzungen.

Viele Programme führen eine Statistik über die Kostenträger der Heilmittelverordnungen. Sie zählen die Privatverordnungen und Kassenverordnungen. So errechnen sie den Anteil der Privatversicherten in der Praxis.

Will das Unternehmen den Anteil der Privatversicherten erhöhen, muss das Angebot der Praxis auf die Bedürfnisse der Privatversicherten untersucht und gegebenenfalls verändert oder ergänzt werden.

Auch die Frage: „Aus welchen Praxen für ärztliche Behandlungen kommen meine Patienten eigentlich?" ist wichtig für ein Unternehmen. Die Softwareprogramme zeigen in ihrer Statistik, wer welche ärztlichen Verordnungen ausgestellt hat. Je nachdem, wie das statistische Ergebnis ausfällt, lohnt es sich darüber nachzudenken, Kontakt mit den ärztlichen Praxen aufzubauen, aus denen wenige Verordnungen im Unternehmen ankommen, oder den Kontakt mit den Unternehmen zu verstärken, die viele Verordnungen ausgestellt haben.

Es sei darauf hingewiesen, dass ärztliche Praxen keine direkte Empfehlung für eine physiotherapeutische Praxis aussprechen dürfen. Es besteht das Recht auf die freie Wahl einer Physiotherapiepraxis.

1.2.5   Mahnverfahren

Die meisten Softwareprogramme bieten neben den Abrechnungsmodulen auch ein Modul für das Mahnverfahren an. So können die Unternehmen fehlende Zuzahlungseingänge anfordern. Zahlungserinnerungen sowie Mahnstufen können über das Programm per Mausklick gestartet, gedruckt und dann per Postweg versendet werden.

▶   **Wichtig** 2026 müssen Physiotherapie-Einrichtungen an die Telematikinfrastruktur angeschlossen sein.

▶   **Tipps für die Praxis**
- Starten Sie rechtzeitig mit der digitalen Physiotherapie. 2026 wird sie Pflicht.
- Nutzen Sie möglichst früh digitale Technik in Ihrer Praxis für Werbezwecke: Versenden Sie Geburtstagsgrüße, Neuigkeiten, Terminerinnerungen und mehr.
- Fangen Sie jetzt schon an, digitale Befunde zu erstellen und alte Befunde in Ihrem Softwareprogramm einzuscannen oder als Foto im digitalen Befund zu hinterlegen.
- Nutzen Sie digitale Screeningbögen, die schon vor der Behandlung selbst ausgefüllt werden können.
- Halten Sie über digitale VAS- und NRS-Skalen den Verlauf der Behandlungen fest.
- Nutzen Sie die digitale Statistik für die Zukunftsplanung Ihrer Praxis.

Literatur

Kranz-Opgen-Rhein B, Krott P (01.03.2022) „PhysiOnline App" https://app.physio-online-sprechstunde.de/de/login Zugegriffen 04.10.2022

https://crewmeister.com/de/magazin/arbeitszeiterfassung-pflicht/Praxisstatistik

Brand H. „Branchenkennzahlen von Physiotherapie- und Massagepraxen" https://physio-berater.de/branchenkennzahlen/ Zugegriffen 04.10.2022

Kranz-Opgen-Rhein B, Krott P (01.03.2022) „PhysiOnline", https://forum.physio-online-sprechstunde.de/ Zugegriffen 04.10.2022

https://www.bmas.de/DE/Arbeit/Arbeitsrecht/Arbeitnehmerrechte/Arbeitszeitschutz/Fragen-und-Antworten/faq-arbeitszeiterfassung.html

Physio-Deutschland (09.2021) „Physiotherapie: Fakten und Zahlen – ein Überblick" https://www.physio-deutschland.de/fileadmin/data/bund/news/pdfs/PHYSIO-DEUTSCHLAND_VPT_Faktenblatt_2021.pdf Zugegriffen 04.10.2022

Kranz-Opgen-Rhein B, Krott P (01.03.2022) „PhysiOnline", https://www.physio-online-sprechstunde.de Zugegriffen 04.10.2022

Sovdwaer GmbH (2022), www.https://sovdwaer.de Zugegriffen 04.10.2022

Telematikinfrastruktur (TI)

2

Für alle Heilmittelerbringer in der Physiotherapie, Ergotherapie, Logopädie, Podologie und in der Ernährungstherapie besteht ab 2026 wie beschrieben die Pflicht, an die Telematikinfrastruktur angeschlossen zu sein.

Das Wort Telematikinfrastruktur (TI) beinhaltet die Begriffe Telekommunikation und Informatik. Unter der TI versteht man eine Plattform, auf der sich die Dienstleister und die Unternehmen des Gesundheitswesens sicher digital vernetzen können. Die unterschiedlichen Parteien benutzen hierfür verschiedene Information-Technology(IT)-Systeme.

Patientendaten sollen sicher im Sinne des Datenschutzes (DSGVO, Datenschutz-Grundverordnung; EU DSGVO seit 25.05.2018), aber auch schnell und einfach an alle beteiligten Protagonisten übermittelt werden können. Der Datenschutz hat im System die oberste Priorität.

Nach der DSGVO müssen verschiedene Kriterien zum Datenschutz erfüllt sein:

Vor der Behandlung muss in der Praxis darüber aufgeklärt werden, was mit Daten geschieht und an wen diese Daten weitergegeben werden. In der physiotherapeutischen Behandlung muss z. B. darüber aufgeklärt werden, wenn die Daten an eine Abrechnungsstelle, an andere behandelnde Protagonisten und an die Steuerberatung weitergegeben werden. Über die Weitergabe von Daten muss immer informiert werden. Patientendaten dürfen weitergegeben werden, wenn die behandelnde Person gesetzlich befugt oder verpflichtet ist, sowie wenn die Erlaubnis zur Weitergabe gegeben wurde.

Es kann jederzeit um Einsicht in die personenbezogenen Daten gebeten werden. Die Möglichkeit der eigenen Akteneinsicht muss jederzeit möglich sein.

Über Datenschutzangriffe und Datenschutzverstöße muss informiert werden. Hat es einen Vorfall gegeben, so muss das unverzüglich mitgeteilt werden.

Die behandelnde Person darf Patientendaten speichern.

Die gematik GmbH (Gesellschaft für Telematik-Anwendungen der Gesundheitskarte mbH) wurde ins Leben gerufen. Sie wurde damit beauftragt, die TI zu implementieren, zu betreuen und nach den erforderlichen Bedürfnissen weiterzuentwickeln.

Folgende Gesellschafter gehören zur gematik GmbH:

- Bundesministerium für Gesundheit (BMG)
- Kassenärztliche Bundesvereinigung (KBV)
- Bundesärztekammer (BÄK)
- GKV-Spitzenverband
- Deutsche Krankenhausgesellschaft
- Deutscher Apothekenverband

Die TI hat das Ziel, das Gesundheitswesen in digitaler Form zu gestalten und weiterzuentwickeln. Über die TI soll es zu einer besseren und schnelleren sowie hochsicheren Versorgung der Patienten kommen.

2.1   eGK – elektronische Gesundheitskarte

Die eGK ist die elektronische Gesundheitskarte für die Versicherte. Die eGK wird benötigt, um an der TI teilzunehmen. Jede behandelte Person kann jederzeit selbst entscheiden, welche Daten auf der eGK gespeichert werden dürfen und wer auf welche Daten Zugriff hat (Abb. 2.1). Zu den speicherfähigen Daten gehören zurzeit Versicherungsdaten wie:

- Name
- Adresse
- Geburtsdatum
- Krankenversicherungsnummer
- Anschrift
- Status (Mitglied, familienversichert, berentet)

Abb. 2.1 Gesund-
heitskarte. (© Stockfotos-
MG/stock.adobe.com)

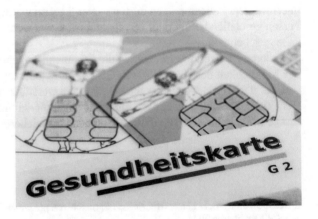

Neben diesen Versicherungsdaten können weitere Daten auf der eGK eingetragen sein. So kann die Karte eine Medikamentenlistung und einen Medikamentenplan führen.

Ebenso können Informationen über Notfallmedikationen und andere Notfalldaten (z. B.: „Wer ist im Notfall zu informieren") hinterlegt werden. Alleine diese beiden Möglichkeiten bieten schon einen eindeutigen Vorteil.

Das Gesundheitsministerium weist gezielt und ausdrücklich auf den Vorteil der eGK hin:

„… So können die auf der eGK gespeicherten Notfalldaten Leben retten, ein Medikationsplan kann lebensgefährliche Wechselwirkungen verhindern. Und mit der elektronischen Patientenakte (ePA) sind die Patienten besser über ihre Diagnosen und Therapien informiert. Ziel ist es, neben der Verbesserung der Qualität der medizinischen Versorgung auch die Rolle der Patientinnen und Patienten zu stärken."

Mit dieser und ähnlichen Aussagen sollen alle motiviert werden, ihre eGK einzurichten und auch zu nutzen.

Wird die eGK in der Praxis vorgelegt, so gilt sie als eindeutiger Nachweis dafür, dass eine Krankenversicherung besteht. Damit die eGK eindeutig zugeordnet werden kann, ist ein persönliches Lichtbild/Foto auf der Karte abgebildet. Das Lichtbild/Foto wird erst ab dem 15. Lebensjahr auf der eGK hinterlegt. Kann das Lichtbild/Foto aus gesundheitlichen Gründen nicht erstellt werden, so wird die Karte auch über dem Alter von 15 Jahren ohne Lichtbild erstellt.

Die Rückseite der eGK kann als europäische Krankenversicherungskarte von der Krankenversicherung genutzt werden. Hier befindet sich auch das Gültigkeitsdatum der europäischen Krankenversicherung. Die Doppelfunktion einer solchen eGK verhilft dazu, dass nicht zwei verschiedene Karten mitgeführt werden müssen.

2.2   ePA – elektronische Patientenakte

Die elektronische Patienten Akte (ePA) wird als Kernstück des gesamten Systems der TI beschrieben. Sie ersetzt die eGK. Auf der ePA sind neben den Versichertendaten, genauso wie auf der eGK, die Notfalldaten und Medikationspläne hinterlegbar.

Auf der ePA können zusätzlich folgende Daten hinterlegt werden:

- Briefe
- e-Rezepte (Medikamentenverordnung)
- Heilmittelverordnungen
- Mutterpass
- Impfausweis
- Zahnbonusheft

Weitere Möglichkeiten werden folgen.

Wie bei der eGK, entscheidet die behandelte Person nicht nur, welche Daten auf der ePA hinterlegt werden, sie entscheidet auch, welche Informationen, für welchen Nutzer auf dem Gesundheitsmarkt zur Einsicht freigegeben werden dürfen:

„… So liegt die Datenhoheit immer bei den Versicherten …"

Neben den oben aufgelisteten Daten hat die versicherte Person perspektivisch zusätzlich die Möglichkeit, weitere Daten auf der ePA zu hinterlegen. So können Messdaten wie Blutzuckerwerte, Blutdruckwerte, die auch selbst gemessen wurden, auf der ePA gespeichert werden. Um selbst Daten zu speichern, wird ein Computer benötigt, ein Smartphone oder ein Tablet. Die so gewonnenen und gespeicherten Daten können gegebenenfalls später ausgewertet und interpretiert werden. So kann mit Hilfe dieser Daten beispielsweise ein Medikamentenplan spezifiziert und optimiert werden.

2.3   KIM – Kommunikation in der Medizin

Der Begriff KIM – Kommunikation in der Medizin – beschreibt den Informationsaustausch aller Beteiligten im Gesundheitswesen untereinander. KIM gewährleistet die geforderte Datenschutzsicherheit.

Die DSGVO ist im Mai 2018 in Kraft getreten. Eine Übermittlung medizinischer Daten über den unverschlüsselten E-Mail-Verkehr oder Fax, wie er bislang stattgefunden hat, entspricht nicht dem geforderten Standard zur Datenübertragung nach der DGSVO. Diese Formen der Übermittlung sind nicht zulässig.

Trotzdem findet in so manchen Praxen immer noch der Austausch von Daten über unverschlüsselte E-Mails oder in Form eines Faxes satt. Im Wissen, dem Datenschutz nicht zu entsprechen, versuchen sich diese Praxen abzusichern, indem sie sich eine Einverständniserklärung unterschreiben lassen, um dann E-Mail und Fax weiter zu verwenden (Abb. 2.2).

Die genauen Formulierungen unterliegen immer der Entwicklung der Rechtsprechung, deshalb kann das vorstehende Muster nur als unverbindliches Muster gereicht werden, auf dessen Basis jeweils aktuell und auf den konkreten Fall bezogen eine Erklärung formuliert werden kann, was konkret mit dem Berufsverband oder unterstützt durch professionelle Rechtsberatung erfolgen sollte.

Das Medizinrecht empfiehlt die Vorgehensweise bei der Übermittlung von Daten und dem Austausch folgendermaßen:

„… Für dringende Fälle, in denen der persönliche Austausch oder der Austausch per Post nicht in Betracht kommt, empfiehlt sich die Implementierung einer Ende-zu-Ende-Verschlüsselung, sodass eine sichere Übersendung per Ende-zu-Ende-verschlüsselter E-Mail möglich ist. Gerade wenn besonders sensible personenbezogene Daten – wie etwa Gesundheitsdaten – per E-Mail versendet werden, genügt die Transportverschlüsselung nach Aussage des Landesbeauftragten für Datenschutz und Informationsfreiheit Nordrhein-Westfalen den Anforderungen der Datenschutz Grundverordnung (DSGVO) nicht. Dabei meint die

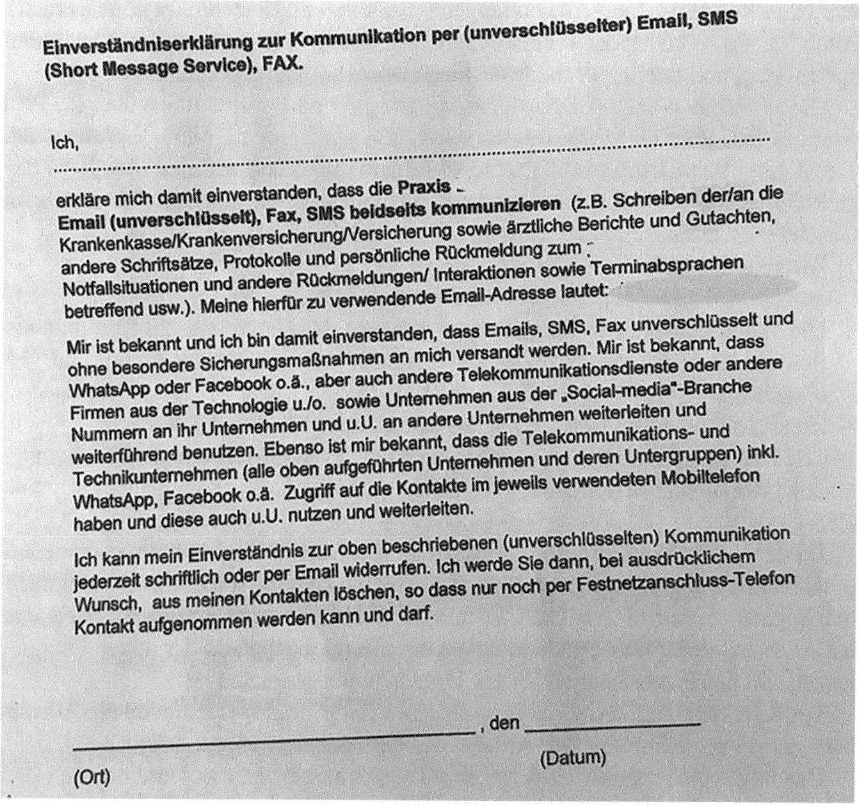

Einverständniserklärung zur Kommunikation per (unverschlüsselter) Email, SMS (Short Message Service), FAX.

Ich,
....

erkläre mich damit einverstanden, dass die **Praxis –**
Email (unverschlüsselt), Fax, SMS beidseits kommunizieren (z.B. Schreiben der/an die Krankenkasse/Krankenversicherung/Versicherung sowie ärztliche Berichte und Gutachten, andere Schriftsätze, Protokolle und persönliche Rückmeldung zum Notfallsituationen und andere Rückmeldungen/ Interaktionen sowie Terminabsprachen betreffend usw.). Meine hierfür zu verwendende Email-Adresse lautet:

Mir ist bekannt und ich bin damit einverstanden, dass Emails, SMS, Fax unverschlüsselt und ohne besondere Sicherungsmaßnahmen an mich versandt werden. Mir ist bekannt, dass WhatsApp oder Facebook o.ä., aber auch andere Telekommunikationsdienste oder andere Firmen aus der Technologie u./o. sowie Unternehmen aus der „Social-media"-Branche Nummern an ihr Unternehmen und u.U. an andere Unternehmen weiterleiten und weiterführend benutzen. Ebenso ist mir bekannt, dass die Telekommunikations- und Technikunternehmen (alle oben aufgeführten Unternehmen und deren Untergruppen) inkl. WhatsApp, Facebook o.ä. Zugriff auf die Kontakte im jeweils verwendeten Mobiltelefon haben und diese auch u.U. nutzen und weiterleiten.

Ich kann mein Einverständnis zur oben beschriebenen (unverschlüsselten) Kommunikation jederzeit schriftlich oder per Email widerrufen. Ich werde Sie dann, bei ausdrücklichem Wunsch, aus meinen Kontakten löschen, so dass nur noch per Festnetzanschluss-Telefon Kontakt aufgenommen werden kann und darf.

_____ , den _____

(Ort) (Datum)

Abb. 2.2 Beispiel für Einverständnis für die Datenverarbeitung

Ende-zu-Ende-Verschlüsselung die zusätzliche Verschlüsselung der ausgetauschten Inhalte, beispielsweise per verschlüsselter ZIP- oder PDF-Datei oder die Inhaltsverschlüsselung per S/MIME, PGP oder GPG. Hierbei gilt es zu beachten, dass der Betreff einer E-Mail mit neutralem Betreff sowie Absendende und Empfangende unverschlüsselt bleiben. Mit KIM, der Kommunikation in der Medizin in der TI, wird die Übertragung von medizinischen Daten und der persönliche Austausch für die teilnehmenden Personen DSGVO-konform.

Alle Nachrichten, die im medizinischen Austausch von einer medizinischen Einrichtung versendet werden, müssen über KIM stattfinden. Sie müssen verschlüsselt und signiert sein. Kommt die zuvor verschlüsselte Nachricht bei der empfangenden Person an, so wird sie hier automatisch entschlüsselt. Die Nachricht kann dann gelesen und weiterverarbeitet werden.

Die Server, also die Rechner, welche die verschiedenen Systeme im medizinischen Netzwerk miteinander vernetzen, müssen sich nach der DSGVO in Deutschland oder in Europa befinden. Fast nur so soll der optimale Datensicherungsschutz eingehalten werden (deshalb kann die Verwendung von Anwendungsprogrammen großer insbesondere amerikanische Konzerne problematisch sein, selbst bei durchaus üblichen Office-Anwendungen – das muss im Einzelfall geprüft werden). Auch für die Anbieter der Videotherapie, der Telesprechstunde etc. ist die Datenspeicherung und der Server in Deutschland oder Europa vorgeschrieben.

Die altherkömmliche Arbeitsweise, Unterlagen und Informationen über die Post oder das Fax auszutauschen, werden durch den gesicherten E-Mail-Verkehr in der Telematikinfrastruktur ersetzt. Die so verschickten E-Mails erfüllen über KIM den geforderten Standard für den Austausch medizinischer und personeller Daten im Gesundheitswesen.

Festzuhalten bleibt:

- Die Telematikinfrastruktur soll den Austausch der Daten und die Kommunikation der teilnehmenden Personen miteinander deutlich beschleunigen und vereinfachen.
- Damit soll der Austausch der Fachkompetenzen gefördert werden.
- Ziel ist es, die Patientinnen und Patienten durch die Einführung der TI bestmöglich medizinisch zu betreuen.

Da der Briefverkehr mit KIM deutlich zurückgehen wird, können die medizinischen Einrichtungen ihre Kommunikationskosten (Briefmarken und Papier) deutlich senken. Somit unterstützen TI und KIM indirekt auch unsere Umwelt und unsere Ressourcen, was gerade in Zeiten der Energieknappheit, der hohen Energiekosten und des Papiermangels für ein Unternehmen essenziell ist.

Die Adressen der TI, die für die KIM notwendig sind, werden in einem Adressbuch, dem Verzeichnis der Adressdaten des Gesundheitswesens, festgehalten.

Um in das Adressbuch eingetragen zu werden, werden das Unternehmen und seine Adressdaten überprüft. Überprüft wird:

- das Institutionskennzeichen (IK) des Unternehmens. Die IK-Nummer (sie wurde am 01.01.1989 unter § 293 SGB V aufgenommen). Die IK-Nummer ist ein „… Eindeutiges Merkmal zur Abrechnung mit den Trägern der Sozialversicherung. Alle Vertragspartner, die für die Sozialversicherungsträger Leistungen erbringen, erhalten eine IK für die maschinelle Erledigung des Abrechnungsverfahrens und den Zahlungsverkehr …". Physiotherapiepraxen beantragen die IK-Nummer bei der Arbeitsgemeinschaft IK (ARGE IK);
- die Identifikationsnummer, die ID (Telematik-Identifikationsnummer, die von der D-Trust, einem Unternehmen der Bundesdruckerei, vergeben wird).

Über das Verzeichnis der Adressdaten des Gesundheitswesens haben alle im Gesundheitswesen Beteiligten schnellen und unkomplizierten Zugriff auf die Kontaktdaten aller Institutionen in der TI.

2.4 TI Messenger

Die gematik (Gesellschaft für Telematik-Anwendungen der Gesundheitskarte mbH) hat die Aufgabe übernommen, bis Mitte 2022 einen zusätzlichen Messenger-Dienst für alle im Gesundheitswesen Tätigen ins Leben zu rufen. Mit diesem Messenger-Dienst soll eine schnelle, aber eben auch gemäß dem Datenschutz sichere Kommunikation in Echtzeit für die Kommunikation in der TI, im Internet möglich werden. Vorbilder für den TI Messenger sind Unternehmen wie WhatsApp, Facebook, Skype usw. Diese Vorbilder für den TI Messenger entsprechen nicht der geforderten Datensicherheit.

Über den Messenger-Dienst kann die Kommunikation viel schneller als über den normalen E-Mail-Austausch stattfinden. Auch für den Messenger-Dienst wird auf die Adressen des Adressbuchs zurückgegriffen. Wie die Vorbilder WhatsApp und Co., kann der TI Messenger-Dienst auf verschiedenen Endgeräten, Smartphone, Tablet, PC …, angewendet werden.

2.5 Gesetzliche Voraussetzungen

Schon der Begriff Telematik weist auf die Verschmelzung verschiedener Bereiche hin, die sich in den letzten Jahrzehnten entwickelt und deren Grenzen fließend geworden sind: Telekommunikation und Informatik bilden die Bestandteile des Begriffs der Telematik und bilden das ab, um was es geht: Es geht um die elektronische Vernetzung des Gesundheitswesens, die Speicherung, Verarbeitung und den Austausch von digital verarbeiteten Informationen über gesundheitsbezogene Daten. Umfasst werden von dem Begriff auch allerdings auch Anwendungen auf Basis audio-visueller Kommunikation, sprich Ferndiagnosen oder Fernbehandlungen über Videotechnik.

Nicht identisch ist die Verwendung des Begriffs Electronic Health oder auch abgekürzt E-Health genannt. Damit sind grundsätzlich alle Anwendungen digitaler Techniken im Rahmen des Gesundheitswesens gemeint.

Schließlich wird zu betrachten sein, wie diese Technologien für Heilmittelerbringer und in Pflege zur Anwendung gelangen.

2.5.1 E-Health-Gesetz

Das „Gesetz für sichere digitale Kommunikation und Anwendungen im Gesundheitswesen (E-Health-Gesetz)" wurde am 28. Dezember 2015 im Bundesgesetzblatt (Bundesgesetzblatt Jahrgang 2015 Teil I Nr. 54, ausgegeben am 28.12.2015, Seite 2408) veröffentlicht und ist zum Jahresbeginn 2016 in Kraft getreten, nachdem es im Bundestag am 3. Dezember 2015 verabschiedet worden war und der der Bundesrat ihm am 18. Dezember 2015 zugestimmt hatte.

Es hat die ersten Richtungsentscheidungen für den Aufbau der sicheren Telematikinfrastruktur (TI) und die Einführung medizinischer digitaler Anwendungen getroffen.

2.5.1.1 Gesetzgebungsverfahren

Nach dem Willen der Bundesregierung, den sie in der Gesetzesvorlage vom 22. Juni 2015 (BT-Drs. 18/5293) formulierte, ging es darum, das große Potenzial zur Verbesserung der Qualität und Wirtschaftlichkeit der medizinischen Versorgung durch moderne Informations- und Kommunikationstechnologien zu heben. Diese Technologien könnten einen wichtigen Beitrag leisten, um die Herausforderungen, die durch die demografische Entwicklung und die Versorgungssituation im ländlichen Raum bestehen, besser zu bewältigen. Neue Versorgungsformen könnten damit besser unterstützt werden (BT-Drs. 18/5293).

Um die Chancen moderner IT-Technologien in der täglichen Versorgung effektiv zu nutzen, sei eine Infrastruktur erforderlich, welche die Beteiligten in der Gesundheitsversorgung so miteinander verbindet, dass sie sicher und schnell miteinander kommunizieren können. Patienten sollten zudem in die Lage versetzt werden, ihren Behandlern wichtige Gesundheitsdaten verfügbar zu machen. Der Datenschutz habe dabei höchste Priorität und werde durch rechtliche und technische Maßnahmen sichergestellt (BT-Drs. 18/5293).

Nach vielen Jahren intensiver Vorarbeiten wurden seinerzeit nach Angaben der Bundesregierung (BT-Drs. 18/5293) erhebliche Projektfortschritte bei den Arbeiten zur Einführung der elektronischen Gesundheitskarte und beim Aufbau der Telematikinfrastruktur erzielt. Die elektronischen Gesundheitskarten mit Lichtbild sind nahezu flächendeckend an die Versicherten ausgegeben und die erforderlichen Kartenlesegeräte wurden in Arzt- und Zahnarztpraxen sowie Krankenhäusern installiert. Seit dem 1. Januar 2015 gilt beim Arzt- und Zahnarztbesuch nur noch die elektronische Gesundheitskarte als Versicherungsnachweis und nicht mehr die Krankenversichertenkarte.

Das Gesetz zielte nach dem Willen der Bundesregierung (BT-Drs. 18/5293) insbesondere darauf ab, die zügige Einführung nutzbringender Anwendungen der elektronischen Gesundheitskarte zu unterstützen, die Telematikinfrastruktur mit ihren Sicherheitsmerkmalen als die zentrale Infrastruktur für eine sichere Kommunikation im Gesundheitswesen zu etablieren und sie für weitere Anwendungen im Gesundheitswesen und für weitere Leistungserbringer zu öffnen, die Strukturen der Gesellschaft für Telematik zu verbessern und ihre Kompetenzen zu erweitern, die Interoperabilität der informationstechnischen Systeme im Gesundheitswesen zu verbessern und telemedizinische Leistungen zu fördern.

2.5.1.2 Ziel des Gesetzes

Die Bundesregierung wollte mit dem Gesetz durch ein Bündel von Maßnahmen darauf hinwirken, dass bereits jetzt nutzbare elektronische Kommunikationsverfahren schnell Eingang in die Versorgung finden (BT-Drs. 18/5293).

Parallel sollte der Aufbau der Telematikinfrastruktur gefördert werden und klargestellt werden, dass die sichere Telematikinfrastruktur zukünftig die zentrale elektronische Infrastruktur im Gesundheitswesen sein wird. Die Regelungen zielten darauf ab, dass die modernen Informations- und Kommunikationstechnologien schneller ihren Nutzen für die Patienten, Leistungserbringer und Krankenkassen entfalten.

Im Kern ging es um fünf wichtige Ziele:

- Anreize setzen,
- Nutzungsmöglichkeiten im Notfall für Patienten erweitern,
- Telematikinfrastruktur erweitern,
- Struktur stärken,
- Interoperabilität der Systeme sicherstellen und verbessern.(siehe genauer dazu BT-Drs. 18/5293, Seite 2 f.).

2.5.2 Gesetzliche Regelungen Telematikinfrastruktur

Während das E-Health-Gesetz wie beschrieben einen verbindlichen Zeitplan für die Einführung digitaler Dienste im Gesundheitswesen formuliert hat, wurde der konkrete Aufbau der Telematikinfrastruktur durch das Sozialgesetzbuch V (SGB V) festgelegt.

Das deutsche Sozialgesetzbuch (SGB) fasst als zentrales Werk die überwiegende Anzahl an gesetzlichen Regelungen im Bereich des Sozialrechts zusammen und ist in sogenannten Büchern organisiert. Der Kodex wurde beginnend in den etwa letzten 50 Jahren aus verschiedenen Einzelgesetzen zusammengetragen. Heute enthält der Kodex die wesentlichen Bereiche des deutschen Sozialrechts.

Im hier relevanten Fünften Buch Sozialgesetzbuch (auch abgekürzt „SGB V" genannt) sind die Regelungen zur gesetzlichen Krankenversicherung zusammengefasst. Es trat am 1. Januar 1989 in Kraft. Bis dahin war die gesetzliche Krankenversicherung (GKV) seit 1912 hauptsächlich im zweiten Buch der Reichsversicherungsordnung (RVO) geregelt. Die Krankenversicherung ist der älteste Teil der Sozialversicherung. Die RVO wurde seit 1976 in das neue Sozialgesetzbuch integriert. Die Regelungen zur gesetzlichen Krankenversicherung stehen heute in dem seit 1989 geltenden SGB V.

Die im SGB V geregelte Krankenversicherung ist laut § 1 eine Solidargemeinschaft mit der Aufgabe, die Gesundheit der Versicherten zu erhalten, wiederherzustellen oder zu verbessern. Die Reformen der gesetzlichen Krankenversicherung der letzten Jahrzehnte waren meist von dem politischen Willen bestimmt, die Ausgaben im Gesundheitswesen zu begrenzen, so auch hier. Dieser politische Wille verbindet sich zusätzlich mit dem Versuch, technische Neuerungen zum Wohl der Bevölkerung auch im Gesundheitswesen zu etablieren.

Das kommt auch in den Vorschriften des elften Kapitels des SGB V zum Ausdruck, das sich in den Vorschriften der §§ 306 ff. SGB V mit der Telematik befasst, insbesondere § 306 SGB V. Die im Zuge des *Gesetzes zum Schutz elektronischer Patientendaten in der Telematikinfrastruktur* (Patientendaten-Schutz-Gesetz, PDSG) vom 14. Oktober 2020 (BGBl. Jahrgang 2020 Teil I Nr. 46, ausgegeben am 19.10.2020, Seite 2115) neu gefasste Vorschrift definiert (§ 306 Abs. 1 S. 2) und beschreibt (§ 306 Abs. 2) in teilweiser Übernahme des bisherigen, in § 291a Abs. 7 S. 1–3 SGB V enthaltenen Rechts, die Telematikinfrastruktur als durch eine Gesellschaft für Telematik (Abs. 1 S. 3) wahrgenommene Gemeinschaftsaufgabe (§ 306 Abs. 1 S. 1). Neben der Definition der Begriffe Anwendungen, Dienste und Komponenten (§ 306 Abs. 4) enthält sie in Abs. 3 einen Programmsatz, wonach durch entsprechende technische und organisatorische Maßnahmen ein hohes Schutzniveau für die personenbezogenen Daten in der Telematikinfrastruktur sichergestellt werden soll (BeckOK SozR/Scholz, 69. Ed. 1.6.2023, SGB V § 306). Es wird wie folgt definiert:

§ 306 SGB V

(1) Die Bundesrepublik Deutschland, vertreten durch (…) schafft die Telematikinfrastruktur. Die Telematikinfrastruktur ist die interoperable und kompatible Informations-, Kommunikations- und Sicherheitsinfrastruktur, die der Vernetzung von Leistungserbringern, Kostenträgern, Versicherten und weiteren Akteuren des Gesundheitswesens sowie der Rehabilitation und der Pflege dient und insbesondere
   1. erforderlich ist für die Nutzung der elektronischen Gesundheitskarte und der Anwendungen der Telematikinfrastruktur,
   2. geeignet ist
      a. für die Nutzung weiterer Anwendungen der Telematikinfrastruktur ohne Nutzung der elektronischen Gesundheitskarte nach § 327 und
      b. für die Verwendung für Zwecke der Gesundheits- und pflegerischen Forschung.

Die Bundesrepublik Deutschland, vertreten durch das Bundesministerium für Gesundheit, und die in Satz 1 genannten Spitzenorganisationen nehmen die Aufgabe nach Satz 1 nach Maßgabe des § 310 durch eine Gesellschaft für Telematik wahr.

(2) Die Telematikinfrastruktur umfasst
   1. eine dezentrale Infrastruktur bestehend aus Komponenten zur Authentifizierung, zur elektronischen Signatur, zur Verschlüsselung sowie Entschlüsselung und zur sicheren Verarbeitung von Daten in der zentralen Infrastruktur,
   2. eine zentrale Infrastruktur bestehend aus
      a. sicheren Zugangsdiensten als Schnittstelle zur dezentralen Infrastruktur und

b. einem gesicherten Netz einschließlich der für den Betrieb notwendigen Dienste sowie eine Anwendungsinfrastruktur bestehend aus Diensten für die Anwendungen nach diesem Kapitel.

(3) Für die Verarbeitung der zu den besonderen Kategorien im Sinne von Artikel 9 der Verordnung (EU) 2016/679 gehörenden personenbezogenen Daten in der Telematikinfrastruktur gilt ein dem besonderen Schutzbedarf entsprechendes hohes Schutzniveau, dem durch entsprechende technische und organisatorische Maßnahmen im Sinne des Artikels 32 der Verordnung (EU) 2016/679 Rechnung zu tragen ist.

(4) Anwendungen im Sinne dieses Kapitels sind nutzerbezogene Funktionalitäten auf der Basis von nach § 325 zugelassenen Diensten und Komponenten zur Verarbeitung von Gesundheitsdaten in der Telematikinfrastruktur sowie weitere nutzerbezogene Funktionalitäten nach § 327. Dienste im Sinne von Satz 1 sind zentral bereitgestellte und in der Telematikinfrastruktur betriebene technische Systeme, die einzelne Funktionalitäten der Telematikinfrastruktur umsetzen. Komponenten sind dezentrale technische Systeme oder deren Bestandteile.

Im Folgenden dann werden im ersten Abschnitt des elften Kapitels des SGB V Verantwortlichkeiten bezogen auf datenschutzrechtliche Fragen (§ 307 SGB V) geregelt und technische Schutzmaßnahmen und ihr Vorrang (§ 307 SGB V) sowie die Pflicht zur Protokollierung (§ 308 SGB V).

Die Verantwortung orientiert sich weiter, an den für die jeweilige Stelle überblick- und beherrschbaren Strukturen, wie sie sich aus den einzelnen Bausteinen der Telematikinfrastruktur ergeben (BT-Drs. 19/18793, S. 100 f.). Jeder Verantwortliche sei für denjenigen Bereich zuständig, in dem er über die konkrete Datenverarbeitung entscheide. Denn die Pflicht zur Verwendung bestimmter Dienste, Anwendungen, Komponenten und sonstiger Infrastrukturteile entbinde ihn nicht von der Pflicht, geeignete und angemessene technische und organisatorische Maßnahmen zu ergreifen, soweit diese, wie etwa die Sicherung von Konnektoren gegen unbefugten Zugang und die Verwendung geeigneter Verschlüsselungsstandards, nach dem Stand der Technik, zusätzlich erforderlich seien (BT-Drs. 19/18793, S. 100 f.). Durch die nach Abs. 1 S. 3 in Verbindung mit einer Anlage zum SGB V für die Leistungserbringer bereits von Gesetzes wegen vorgenommene Datenschutz-Folgenabschätzung will man vor allem eine Reduzierung des Bürokratieaufwandes erreichen (BT-Drs. 19/27652, 116; siehe auch BeckOK SozR/Scholz, 69. Ed. 1.12.2022, SGB V § 307).

Verantwortlichkeiten treffen in diesem Sinne die Leistungserbringer selbst (Abs. 1), den VPN-Dienstanbieter (Abs. 2), den Netzbetreiber (Abs. 3), die Betreiber der Anwendungsinfrastruktur (Abs. 4) und schließlich werden die Aufgaben und Verantwortlichkeiten der Koordinierungsstelle bei der Gesellschaft für Telematik definiert (Abs. 5).

Die folgende Vorschrift des § 308 SGB V regelt dann, dass technische Schutzvorrichtungen immer Vorrang haben. Die Rechte der betroffenen Person nach der europäischen Datenschutzgrundverordnung (DS-GVO, Artikel 12 bis 22 der Verordnung [EU] 2016/679) sind gegenüber den Verantwortlichen nach § 307 ausgeschlossen, soweit diese Rechte von dem Verantwortlichen nach § 307 und dessen Auftragsverarbeiter nicht oder nur unter Umgehung von Schutzmechanismen wie insbesondere der Verschlüsselung oder der Anonymisierung gewährleistet werden können. Ist es also einem Verantwortlichen nach § 307 nur unter Umgehung von Schutzmechanismen wie insbesondere der Verschlüsselung oder der Anonymisierung, die eine Kenntnisnahme oder Identifizierung ausschließen, möglich, Rechte der betroffenen Person zu befriedigen, so ist der Verantwortliche nicht verpflichtet, zur bloßen Einhaltung datenschutzrechtlicher Betroffenenrechte zusätzliche Informationen aufzubewahren, einzuholen oder zu verarbeiten oder Sicherheitsvorkehrungen aufzuheben (§ 307 SGB V).

Oberstes Gebot, um sich auch vor Anwürfen der Aufsichtsbehörden zu schützen ist die Protokollierung, die schließlich in § 309 SGB V geregelt ist. Hier trägt stets die datenschutzrechtlich verantwortliche Person die Protokollierungslast und Verantwortung. Sie muss durch geeignete technische Maßnahmen sicherzustellen, dass die Zugriffe und versuchten Zugriffe auf personenbezogene Versichertendaten überprüft werden können und festgestellt werden kann, ob, von wem und welche Daten verarbeitet wurden (BeckOK SozR/Scholz, 69. Ed. 1.6.2023, SGB V § 309 Rn. 2). Der Gesetzestext geht hier zum Teil allerdings nicht so weit, wie die Gesetzesbegründung dies eigentlich angekündigt hatte. Die Feststellung in der Gesetzesbegründung, dass die Protokolldaten auch enthalten müssen, wie die Daten von der zugreifenden Institution verarbeitet wurden (BT-Drs. 19/18793, 102), geht hingegen über den Normtext hinaus. Dort heißt es weiter, dass die Protokollierung, welche konkrete, für die Institution tätige Person zugegriffen hat, durch die Institution selbst zu erfolgen habe und innerorganisatorisch nachprüfbar dokumentiert werden müsse; dem Versicherten sei auf Anfrage entsprechende Auskunft zu geben (BeckOK SozR/Scholz, 69. Ed. 1.6.2023, SGB V § 309 Rn. 2).

Die weiteren Abschnitte zur Telematikinfrastruktur befassen sich dann im Elften Kapitel des SGB V noch mit Einzelheiten über die Gesellschaft für Telematik (§ 310–§ 322), den Betrieb der Telematikinfrastruktur (§ 323–§ 328), die Überwachung von Funktionsfähigkeit und Sicherheit (§ 329–§ 333), die Anwendungen der Telematikinfrastruktur, Telemedizinische Verfahren (§ 364–§ 370a), die Anforderungen an Schnittstellen in informationstechnischen Systemen (§ 371–§ 375) und schließlich die Finanzierung und Kostenerstattung (§ 376–§ 383).

Der Verband der Privaten Krankenversicherung (PKV) beteiligt sich nach seiner Pressemitteilung seit April 2020 neben dem GKV-Spitzenverband an der für die Einführung und den Betrieb der Telematikinfrastruktur (TI) verantwortlichen gematik GmbH. Dazu hat der GKV-Spitzenverband mit Wirkung vom 3. April 2020 2,45 % der gematik-Geschäftsanteile an den PKV-Verband übertragen, der GKV-Spitzenverband behält 22,05 %. Das Bundesministerium für Gesundheit hält unverändert 51 % der Anteile, die weiteren 24,5 % verteilen sich auf die Spitzenorganisationen der Leistungserbringer (Bundesärztekammer, Bundeszahnärztekammer, Deutscher Apothekerverband, Deutsche Krankenhausgesellschaft, Kassenärztliche Bundesvereinigung und Kassenzahnärztliche Bundesvereinigung).

GKV-Spitzenverband und PKV-Verband wollen in fairer Partnerschaft und Kostenbeteiligung beim Aufbau weiterer Anwendungen der TI zusammenwirken, um die von der gematik entwickelten Funktionen für alle gesetzlich und privat Versicherten gleichermaßen zur Verfügung zu stellen. So soll auch sichergestellt werden, dass die Leistungserbringer mit einer einheitlichen digitalen Infrastruktur gesetzlich und privat Versicherte gleichermaßen versorgen können. Dazu müssen die verschiedenen Akteure des Gesundheitswesens sicher an die TI angebunden werden. Die Beteiligung der Leistungserbringer gegenüber allen Versicherten, die dies wünschen, ist eine wichtige Voraussetzung für die Mitwirkung der PKV

2.5.3 Digitale-Versorgung-Gesetz (DVG)

Das *Gesetz für eine bessere Versorgung durch Digitalisierung und Innovation* (Digitale-Versorgung-Gesetz, DVG), ist am 19. Dezember 2019 in Kraft getreten. Es ermöglicht Apps auf Rezept, die vereinfachte Nutzung von Videosprechstunden und anderen Behandlungen auf Basis eines sicheren Datennetzes im Gesundheitswesen.

Mit dem Maßnahmenpaket wurde ein weiterer wichtiger Schritt im Rahmen eines iterativen Gesamtprozesses gemacht, den es auch im Rahmen zukünftiger Gesetzesvorhaben agil fortzusetzen gilt. Da die Digitalisierung in einer hohen Dynamik und Geschwindigkeit fortschreitet, mussten bestehende Regelungen kontinuierlich überprüft, angepasst und weiterentwickelt werden (BT-Drs. 19/13438). Zur Verbesserung der Versorgung der Versicherten zielte das Gesetz insbesondere darauf ab.

Versicherte erhielten erstmals Anspruch auf digitale Gesundheitsanwendungen.

Telematikinfrastruktur wird erweitert: Weitere Leistungserbringer erhalten die Möglichkeit, sich freiwillig anzuschließen (Hebammen und Entbindungspfleger, Physiotherapeutinnen und -therapeuten sowie Pflegeeinrichtungen).

Telemedizin wird gestärkt: Telekonsilien werden in größerem Umfang ermöglicht und extrabudgetär vergütet. Die Möglichkeiten der Inanspruchnahme einer Videosprechstunde werden vereinfacht.

Verwaltungsprozesse werden durch Digitalisierung vereinfacht: Der freiwillige Beitritt zu einer gesetzlichen Krankenkasse kann elektronisch erfolgen. Zudem dürfen Kassen auf elektronischem Wege über innovative Versorgungsangebote informieren. Der Einsatz des elektronischen Arztbriefes wird weiter gefördert und die Voraussetzungen für die elektronische Verordnung von Heil- und Hilfsmitteln in den Regelwerken der Selbstverwaltung geschaffen.

Förderung digitaler Innovationen durch Krankenkassen wurde ermöglicht:

Verfahren zur Überführung in die Regelversorgung wird geschaffen: Es wird ein Verfahren geschaffen, mit dem nachweislich erfolgreiche Versorgungsansätze aus Vorhaben des Innovationsfonds in die Regelversorgung überführt werden.

Regelungen zur Datentransparenz werden weiterentwickelt (siehe BT-Drs. 19/13438).

2.5.4 Gesetz zum Schutz elektronischer Patientendaten (PDSG)

Besondere Bedeutung kommt bei der Teleinfrastruktur einer sicheren, vertrauensvollen und nutzerfreundlichen digitalen Kommunikation zwischen Leistungserbringern und Patienten und zwischen den Leistungserbringern untereinander zu. Daher wurde das Gesetz zum Schutz elektronischer Patientendaten in der Telematikinfrastruktur (Patientendaten-Schutz-Gesetz, PDSG) am 14. Oktober 2020 beschlossen.

Es galt nach Auffassung der Bundesregierung, den Austausch von medizinischen Informationen so zu organisieren, dass Anwendungen wie der Medikationsplan, der Notfalldatensatz und vor allem die elektronische Patientenakte ab 1. Januar 2021 auch wirklich genutzt werden und damit ihre Mehrwerte für die Versorgung entfalten können. Basis dafür ist die Telematikinfrastruktur, die Leistungserbringer, Kostenträger und Versicherte so vernetzt, dass sie sicher, schnell und sektorenübergreifend miteinander kommunizieren können (BT-Drs. 19/18793).

Ziel war die sukzessive sichere digitale Vernetzung aller Akteure des Gesundheitswesens. Datenschutz und Datensicherheit haben bei Aufbau und Ausbau der Telematikinfrastruktur von Beginn an eine herausragende Rolle gespielt. Dies gilt auch für die fortlaufende Weiterentwicklung aufgrund des technischen Fortschritts. Versicherte müssen darauf vertrauen können, dass nur ausdrücklich Befugte Zugriff auf ihre sensiblen Gesundheitsdaten wie Befunde, Diagnosen, Medikationen oder Behandlungsberichte haben (BT-Drs. 19/18793).

Umgekehrt haben auch die Leistungserbringer, wie zum Beispiel die Ärztinnen und Ärzte, aber auch die Apothekerinnen und Apotheker, ein besonderes Interesse am Schutz der innerhalb der Telematikinfrastruktur transportierten Daten. Denn sie unterliegen als Berufsgeheimnisträger besonders strengen Regelungen.

Um diese Anforderungen mit Blick auf die geplanten medizinischen Anwendungen der Telematikinfrastruktur und insbesondere die elektronische Patientenakte sicherzustellen, muss der gesetzliche Rahmen weiterentwickelt werden (BT-Drs. 19/18793).

Wie bereits im geltenden Recht, sind bei der Weiterentwicklung der medizinischen Anwendungen, insbesondere bei der näheren Ausgestaltung der elektronischen Patientenakte, die datenschutzrechtlichen Vorgaben der Verordnung (EU) 2016/679 (Datenschutzgrundverordnung, DSGVO) sowie ergänzend der einschlägigen nationalen Datenschutzregelungen maßgeblich bei der Gestaltung des rechtlichen Rahmens abzubilden sowie mit den Zielen der digitalen Vernetzung in Einklang zu bringen (BT-Drs. 19/18793).

Neben den geltenden Vorschriften werden folgende Regelungen ergänzt:
Innovative digitale medizinische Anwendungen

- E-Rezept
- E-Rezept-App
- Grünes Rezept für die Empfehlung apothekenpflichtiger, nicht verschreibungspflichtiger Arzneimittel
- Digitaler Überweisungsschein
- Patientensouveränität:

Ansprüche der Versicherten: Die Versicherten werden bei der Führung ihrer elektronischen Patientenakte durch klar geregelte Ansprüche gegen Leistungserbringer und Krankenkassen unterstützt.

Verarbeitung von Daten zu Forschungszwecken

Interoperabilität: Damit die medizinischen Daten in der elektronischen Patientenakte einrichtungs- und sektorenübergreifend ausgewertet werden können, werden medizinische Terminologiesysteme zur Verfügung gestellt.

Vergütung: Für die Unterstützung der Versicherten bei der Nutzung der elektronischen Patientenakte sowie für die Verarbeitung von Daten in der elektronischen Patientenakte erhalten Leistungserbringer eine Vergütung.

Zugriffskonzept für Versicherte über geeignete Endgeräte wie Smartphone und Tablet

Zugriffskonzept in Arztpraxen, Krankenhäusern und Apotheken (für Versicherte ohne eigenes mobiles Endgerät)

Fristen für die Gesellschaft für Telematik

Zentrale Zuständigkeit für die Sicherheit der Prozesse zur Ausgabe von Karten und Ausweisen: Gesellschaft für Telematik

Festlegung der Verantwortlichkeit: Die datenschutzrechtliche Verantwortlichkeit für die Datenverarbeitung in der Telematikinfrastruktur wird lückenlos gesetzlich geregelt.

Gestaltung der Zugriffsberechtigungen

Anbindung weiterer Einrichtungen an die Telematikinfrastruktur (siehe detailliert: BT-Drs. 19/18793)

2.5.5 Gesetz zur digitalen Modernisierung von Versorgung und Pflege

Das Gesetz zur digitalen Modernisierung von Versorgung und Pflege (Digitale-Versorgung-und-Pflege-Modernisierungs-Gesetz, DVPMG) vom 03.06.2021 (BGBl., Jahrgang 2021 Teil I Nr. 28, ausgegeben am 08.06.2021, Seite 1309) ist am 1. Januar 2022 in Kraft getreten.

Der Gesetzgeber renoviert mit dem DVPMG die bereits oben beschriebenen gültigen Regelungen zum Ausbau der Digitalisierung im Pflege- und Gesundheitsbereich. Mit dem Gesetz zum Schutz elektronischer Patientendaten in der Telematikinfrastruktur (PDSG) und dem Digitale-Versorgung-Gesetz (DVG) wurden zuletzt entscheidende Schritte unternommen, die Digitalisierung flächendeckend in der Versorgung zu etablieren. Der dafür notwendige Wandel in den Strukturen der Gesundheitsversorgung wurde mit hoher Dynamik vorangetrieben (BT-Drs. 19/27652). Diese Regelungen mussten bereits nach kurzer Zeit der rasanten technischen und praktischen Entwicklung angepasst werden.

Dabei, so der Gesetzgeber, sei von entscheidender Bedeutung, dass sich digitale Anwendungen in den Bedarf und die Gewohnheiten der Menschen einfügen und alltagstaugliche Abläufe entstehen. Erforderlich sei eine Integration der einzelnen bereits etablierten digitalen Bestandteile der Versorgung zu nutzerfreundlichen Prozessen. Ziel muss es sein, die menschliche Beziehung zwischen Arzt und Patient durch die Digitalisierung nicht nur zu unterstützen, sondern vielmehr durch intensivere Kommunikation und Kooperation zu stärken. Auch müssten medizinische Informationen und Informationen über medizinische Angebote für Patientinnen und Patienten sowie Leistungserbringer möglichst jederzeit und standortunabhängig verfügbar sein. Ein flexibler und sicherer Datenaustausch sowie gebündelte, verlässliche Informationen dienen auch der Qualitätssicherung und Transparenz (BT-Drs. 19/27652).

Weitere Gesundheitsberufe wie Heil- und Hilfsmittelerbringer und Erbringer von Soziotherapie sowie zahnmedizinische Labore seien an die Telematikinfrastruktur anzubinden. Ziel sei weiterhin die sukzessive sichere digitale Vernetzung aller Akteure des Gesundheitswesens (BT-Drs. 19/27652).

Für Physiotherapeuten wichtig ist, dass nunmehr die Leistungen von Heilmittelerbringern und Hebammen, die im Zusammenhang mit digitalen Gesundheitsanwendungen erbracht werden, künftig vergütet werden.

Videosprechstunden und Telekonsilien werden weiter gestärkt, die Vergütung und die weiteren Rahmenbedingungen für die telemedizinische Leistungserbringung attraktiver gestaltet. Videosprechstunden werden auch für Heilmittelerbringer und Hebammen ermöglicht.

Mit Heil- und Hilfsmittelerbringern werden weitere Gesundheitsberufe an die Telematikinfrastruktur angebunden. Die Gesellschaft für Telematik erhält den Auftrag, einen sicheren und an die unterschiedlichen Bedürfnisse der Nutzer angepassten Zugang zur Telematikinfrastruktur als Zukunftskonnektor oder Zukunftskonnektordienst zu entwickeln.

Die künftig auch bei Leistungserbringern kontaktlos einlesbare elektronische Gesundheitskarte soll als Versicherungsnachweis der Versicherten und nicht mehr als Datenspeicher dienen. Der auf der elektronischen Gesundheitskarte gespeicherte elektronische Medikationsplan wird künftig ausschließlich in der entsprechenden Anwendung innerhalb der Telematikinfrastruktur geführt, und die elektronischen Notfalldaten werden mit den persönlichen elektronischen Hinweisen der Versicherten zu einer elektronischen Patientenkurzakte weiterentwickelt.

Die sicheren Übermittlungsverfahren werden um wesentliche Funktionalitäten erweitert, um den bestehenden und zukünftigen Kommunikationsbedürfnissen zwischen Versicherten, Leistungserbringern und Kostenträgern umfassend Rechnung tragen zu können. Hierzu umfassen die sicheren Übermittlungsverfahren künftig neben der E-Mail-Funktion auch einen Videokommunikationsdienst und einen Messagingdienst.

Versicherte und Leistungserbringer erhalten ab 2023 digitale Identitäten, um sich zum Beispiel für eine Videosprechstunde sicher zu authentifizieren. Die grenzüberschreitende Nutzung des E-Rezepts und einer elektronischen Patientenkurzakte als Weiterentwicklung der Notfalldaten wird vorbereitet.

Daneben gibt es viele weitere Verbesserungen, die diesen Rahmen hier allerdings sprengen würden (BT-Drs. 19/27652).

2.6 Technische Voraussetzungen (Hardware, Software)

Um an der Telematikinfrastruktur teilnehmen zu können, benötigt die Praxis ein Kartenterminal und einen Konnektor. Ebenfalls benötigt werden der elektronische Heilberufsausweis, eHBA, und die Security Module Card Betriebsstätte, SMC-B-Karte.

2.6.1 Konnektor

Der Konnektor verbindet die Praxissoftware des Computers im Internet mit der TI. Die Verbindung zwischen der TI auf der einen Seite des Konnektors und dem Kartenterminal auf der anderen Seite stellt eine datensichere Verbindung her. So werden alle vermittelten Daten vom restlichen Internet abgeschirmt. Hierfür werden die Daten besonders verschlüsselt.

2.6.2 Kartenterminal

Mit Hilfe des Kartenterminals authentifizieren sich die Praxis und die behandelnden Personen im Netz. Hierfür wird die SMC-B-Karte, die Security Module Card Betriebsstätte, als Praxisausweis benötigt. Der elektronische Heilberufsausweis wird auf Antrag zur Verfügung gestellt. Über die eGK (elektronische Gesundheitskarte) wird nach der Authentifizierung die elektronische Patientenakte lesbar und nutzbar. Um möglichst hohe Unabhängigkeit zum Standpunkt der Praxis zu ermöglichen, stehen den Praxen mobile Kartenlesegeräte zur Verfügung. So können die Arbeitsprozesse in medizinischen Einrichtungen, wie Altenheimen oder für Hausbesuche eingesetzt werden.

2.6.3 Der elektronische Heilberufsausweis – eHBA

Seit 2022 kann der eHBA bei der D-Trust, das akkreditierte Trustcenter der Bundesdruckerei GmbH, beantragt werden. Zunächst muss ein Antrag auf Aufnahme in das eGBR (elektronisches Gesundheitsberufsregister) gestellt werden. In NRW als Beispiel muss der Antrag über das NRW Serviceportal gestellt werden. Um sich registrieren zu können, wird die Berufserlaubnisurkunde in digitaler Form benötigt, also als PDF oder als digitales Foto. Des Weiteren muss bei Namensänderung, z. B. durch Heirat, die Heiratsurkunde digital vorgelegt werden.

Das eGBR leitet die zur Verfügung stehenden Daten an die Stelle weiter, die die Berufserlaubnis ausstellt, die ARGEn, Arbeitsgemeinschaft Heilmittel.

Hier werden die Daten auf ihre Korrektheit überprüft und erhalten eine Vorgangsnummer vom eGBR.

Die Herstellung und Ausgabe des eHBA erfolgt durch die D-Trust. Die Kosten betragen ca. 500 € (Stand 21.08.2022) (Abb. 2.3).

Abb. 2.3 Heilberufsausweis

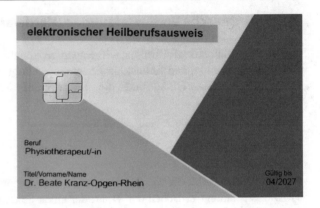

Qualifizierte elektronische Signatur – QES

Über die eHBA-Karte können Briefe und Befunde mit der qualifizierten elektronischen Signatur – QES digital unterzeichnet und versendet werden. Diese digitale Unterschrift entspricht der Unterschrift mit der Hand und ist anders als die Handunterschrift fälschungssicher.

Stapel-Signatur

Mit einer PIN kann über den eHBA 250-mal in und außerhalb der TI signiert werden. Für die Signatur außerhalb der TI ist allerdings auf jeden Fall ein Kartenlesegerät und die entsprechende Software für Signaturen notwendig.

2.6.4 Das elektronische Gesundheitsberuferegister – eGBR

Beim elektronischen Gesundheitsberuferegister (eGBR) können die eHBA beantragt werden. Nach dem Antrag und der Verifizierung wird die D-Trust GmbH als zugelassener Vertrauensanbieter damit beauftragt, den eHBA auszustellen und auszuliefern.

2.6.5 Security Module Card Betriebsstätte – SMC-B-Karte

Die SMC-B-Karte ist der elektronische Praxis- oder Institutionsausweis, der für die Teilnahme an der TI benötigt wird. Er dient als Schlüssel zur Teilnahme an der TI. Um an der TI teilzunehmen, wird die SMB-C-Karte im Kartenterminal eingelesen. Mit einer zugewiesenen PIN, der persönlichen Identifikationsnummer, wählt sich die Praxis in der TI ein. Der Konnektor verbindet daraufhin die Praxis mit der TI. Nun ist die Praxis an die TI angeschlossen und kann ihre Möglichkeiten nutzen.

Der Antrag zum Erhalt der SMB-C-Karte wird wie der Antrag für die eHBA-Karte in NRW als Beispiel beim Serviceportal NRW gestellt. Hierfür werden folgende Unterlagen benötigt:

„…

- Nachweis zur Berechtigung einer Leistungserbringung im Sinne des Sozial-gesetzbuches (SGB V) in digitaler Form (z. B. als Foto oder PDF)
- Vertrag zur Leistungserbringung („Versorgungsvertrag")
- Bestätigung des Beitritts zu einem Rahmenvertrag oder der Anerkenntnis eines Rahmenvertrages (z. B. seitens des Berufsverbandes, des GKV-Spitzenverbandes oder einer ARGE)
- Beitrittserklärung zu einem Rahmenvertrag (wenn keine Bestätigung vor-liegt)oder
- Anerkenntniserklärung eines Rahmenvertrages (wenn keine Bestätigung vorliegt)
- IK-Nummer („Institutskennzeichen")
- Die eHBA-Nummer der institutsangehörigen Person mit eHBA
  …"

Die Herstellung und Ausgabe der SMC-B-Karte erfolgt durch die D-Trust. Die Kosten betragen ca. 465 € (Stand 21.08.2022) (Abb. 2.4).

Sowohl die Kosten des eHBA als die des SMV-B-Ausweises werden mit dem Anschluss der Praxis an die TI, der Physiotherapiepraxis zurückerstattet. (Stand 06.09.2022)

2.6.6   Die elektronische Patientenakte – ePA

Die elektronische Patientenakte (ePA) steht seit 2022 den gesetzlich und privat ver-sicherten Personen kostenlos zur Verfügung. Heute ist dies noch freiwillig, diese Karte im Gesundheitswesen einzusetzen. Die behandelten Personen sollen die In-halte ihrer ePA selbst verwalten, in dem Sinne, dass sie selbst bestimmen, welche Laborwerte und mehr von wem auf dieser Karte abrufbar sind. Zu den möglichen Blutwerten gehören z. B. die Blutwerte, ärztliche Briefe, Befunde, Arbeitsunfähig-keitsbescheinigungen und mehr. Neben diesen Werten können Medikamentenpläne

Abb. 2.4 SMC-B-Karte.
(Eigene Darstellung)

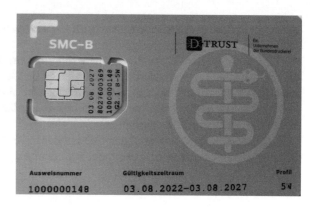

und Notfallinformationen auf der Karte hinterlegt sein. Im Notfall kann schneller eine sichere und optimale Hilfe gewährleistet werden. So entsteht ein optimales Notfallmanagement (siehe auch Abschn. 2.2).

Das Besondere an der ePA ist, dass der Datenschutz auch gegenüber den Krankenkassen bewahrt bleibt. Die Krankenkassen haben keinen Zugriff auf die ePA.

2.6.7 Die elektronische Heilmittelverordnung – eHMV

Die Papierform der Heilmittelverordnungen wird es nach Vorstellung der TI in Zukunft nicht mehr geben. Sie wird durch die eHMV, die elektronische Heilmittelverordnung, abgelöst. Die eHMV wird in der Physiotherapiepraxis über den Konnektor der TI abgerufen. Für diesen Vorgang wird ein Zugangscode übergeben. Ist der eingegebene Code korrekt, so wird die Heilmittelverordnung direkt auf den Praxiscomputer in die entsprechende Software eingespielt. Damit fällt das mühsame Eingeben der Daten und Informationen weg. Es muss nicht mehr händisch eingegeben werden.

Ein wichtiger Vorteil dieses Verfahrens ist, dass die Software der Praxis die so gelesenen Rezepte sofort auf Fehler hin überprüfen kann. Die Kommunikation mit den verordnenden Personen kann zur Verordnungsänderung ebenfalls im Anschluss direkt über den Weg der TI erfolgen. Dieses Procedere erspart sehr viel Zeit und Kosten.

2.6.8 Praxissoftware TI

Die verschiedenen Anbieter von Softwareprogrammen zur Praxisverwaltung, wie Theorg, Buchner, Optica Viva usw., werden den Unternehmen ein entsprechendes Software-Update zur Verfügung stellen. Praxen, die nur den Anschluss an die TI, aber keine weitere Praxisverwaltung einsetzen möchten, können die entsprechende Software erwerben, die nur für die Implementierung der TI programmiert wurde.

2.6.9 VPN-Zugangsdienst – virtuelles privates Netzwerk

Ein VPN-Anschluss bietet die datensichere Möglichkeit, den Konnektor der Praxis mit der TI im Netz zu verbinden. So werden schließlich die verschiedenen Konnektoren über VPN-Anschlüsse im Internet miteinander verbunden und können mit dem Verschlüsselungsprinzip, der Authentifizierung aller Beteiligten, Daten und Fakten datenschutzkonform austauschen.

Zugelassene VPN-Anbieter finden sich auf der Seite der Gematik (Gesellschaft für Telematikanwendungen der Gesundheitskarte mbH)

2.6.10 Kostenerstattung der TI für die Unternehmen

Die Anschaffungskosten der Hard- und Software für die Unternehmen werden per Gesetzgebung von den Krankenkassen übernommen. Ab dem ersten Quartal 2022 haben Physiotherapiepraxen ein Recht auf Kostenerstattung und Kostenbeteiligung. Auch für die Betriebskosten, den Mehraufwand, der durch die Bedienung und Wartung der TI-Struktur in der Praxis entsteht, soll es finanzielle Unterstützung geben. Zurzeit finden sich folgende Zahlen dazu in der Presse:

Die Kosten für ausgleichsfähige Ausstattung
„···

- Eine einmalige Erstausstattungspauschale in Höhe von 1.396,22 € bis max. 2.484,45 € (abhängig von der Anzahl der in der Praxis in Vollzeit tätigen Therapeut:innen) für die Anschaffung eines Konnektors und eines oder mehrerer Kartenterminals je nach Anzahl der Therapeut:innen in Vollzeit.
- Eine einmalige Einrichtungspauschale in Höhe von 168,07 € für die Übermittlung medizinischer Dokumente über KIM
- Eine TI-Starterpauschale in Höhe von 756,30 € (unabhängig von der Anzahl der in der Praxis tätigen Personen)
- Eine einmalige Erstausstattungspauschale in Höhe von 630,25 € für die Integration des ePA-Moduls
- Eine einmalige Erstausstattungspauschale in Höhe von 781,51 € für die Integration der Module NFDM (Notfalldatenmanagement) und eMP (Elektronischer Medikationsplan).

▶   **Wichtig** Der Anspruch auf die einmalige Ausstattungspauschale muss verpflichtend bis zum Ende des auf den Monat des Anschlusses an die TI folgenden Quartals erhoben werden.

Ausgleichsfähige Betriebskosten
- Eine quartalsweise ausgezahlte Betriebskostenpauschale für den laufenden Betrieb der TI in Höhe von 208,40 €
- Eine quartalsweise ausgezahlte Betriebskostenpauschale für den laufenden Betrieb der SMC-B-Smartcard in Höhe von 19,54 €
- Eine einmalig gezahlte Betriebskostenpauschale für die Bereitstellung einer eHBA-Smartcard in Höhe von 232,60 € (auf Basis einer Zertifikatslaufzeit von fünf Jahren und die laute Vereinbarung quartalsweise zu zahlende Betrag von 11,63 €)
- Eine quartalsweise ausgezahlte Betriebskostenpauschale für den laufenden Betrieb von KIM in Höhe von 19,66 €
- Eine quartalsweise ausgezahlte Betriebskostenpauschale für den laufenden Betrieb der ePA in Höhe von 19,54 €
- Eine quartalsweise ausgezahlte Betriebskostenpauschale für den laufenden Betrieb des NFDM/eMP in Höhe von 10,71 €

Können Angestellte nachweisen, dass sie sich einen eHBA angeschafft haben, so haben sie Anspruch auf die Erstattung der Kosten des eHBA durch die Praxen oder die Einrichtungen. Diese können die Kosten in der oben genannten Höhe von den Krankenkassen zurückfordern.

…"

(Mit freundlicher Genehmigung der Firma Optica Abrechnungszentrum Dr. Güldener GmbH vom 04.11.2022)

▶   **Tipps** Um die TI zu starten, müssen Sie Ihre eHBA und die SMC-B-Karte beantragen.

Sie benötigen die entsprechende Software, ein Kartenlesegerät, einen Konnektor und einen VPN-Zugangsdienst.

▶   **Wichtig** Ab 2022 besteht das Recht auf Kostenerstattung für Hard- und Software, Betriebskosten, Mehraufwand, Einrichtungs- und Wartungskosten.

Der Anspruch auf die einmalige Ausstattungspauschale muss verpflichtend bis zum Ende des auf den Monat des Anschlusses an die TI folgenden Quartals erhoben werden.

Literatur

ARGE IK (2022), https://www.dguv.de (Arge IK Arbeitsgemeinschaft für Institutionskennzeichen) Zugegriffen 05.10.2022

ARGEn (2022) „Zulassungsportal" Die ARGEn Heilmittel Zulassung, https://www.zulassung--heilmittel.de/ Zugegriffen 05.10.2022

Buchner & Partner GmbH (2022) „Was ist die Telematikinfrastruktur" https://www.buchner.de/telematikinfrastruktur Zugegriffen 05.102022

Bundesministerium für Gesundheit (25.05.2018) „EU-Datenschutz-Grundverordnung: besserer Schutz für Patienten", https://www.bundesgesundheitsministerium.de/ministerium/meldungen/2018/mai/eu-dsgvo.html Zugegriffen 05.102022

Bundesministerium für Gesundheit (2021) Spahn: „Machen digitale Anwendungen jetzt auch für Pflege nutzbar" https://www.bundesgesundheitsministerium.de/service/gesetze-und-verordnungen/guv-19-lp/dvpmg.html Zugegriffen 05.10.2022

Bundesministerium für Gesundheit (09.06.2021) „Digitale Versorgung und Pflege – Modernisierungs-Gesetz (DVPMG)", https://www.bundesgesundheitsministerium.de/service/gesetze-und-verordnungen/detail/digitale-versorgung-und-pflege-modernisierungs-gesetz-dvpmg.html Zugegriffen 05.10.2022

Bundesministerium für Gesundheit (13.06.2022) „Elektronische Gesundheitskarte", https://www.bundesgesundheitsministerium.de/themen/krankenversicherung/egk.html   Zugegriffen 05.10.2022

D-Trust GmbH (2022) „Vorreiter für sichere digitale Identitäten", https://www.d-trust.net/de Zugegriffen 05.10.2022

D-Trust GmbH (2022) „Elektronischer Praxisausweis/Institutionsausweis (SMC-B und SMC-B ORG) Authentifizierung berechtigter Institutionen zur Telematikinfrastruktur", https://www.d-trust.net/de/loesungen/smc-b Zugegriffen 05.10.2022

D-Trust GmbH (2022) „Elektronischer Heilberufsausweis (eHBA), Signatur und Authentifikation in der Telematikinfrastruktur (TI)" https://www.d-trust.net/de/loesungen/ehba?msclkid=228a 2f5b2c90142db1594c5b8e99e6b4 Zugegriffen 05.10.2022

Gematik GmbH (08.12.2021) „TI-Messenger Schnelle Nachrichten in Echtzeit" https://www.gematik.de/anwendungen/ti-messenger Zugegriffen 05.10.2022

Gematik GmbH (2022) „Der VPN-Zugangsdienst in der TI – Das müssen Sie wissen." https://fachportal.gematik.de/hersteller-anbieter/komponenten-dienste/vpn-zugangsdienst Zugegriffen 05.10.2022

Gematik GmbH (2022) „ePA Persönliche Daten, persönliche Entscheidungen" https://www.gematik.de/anwendungen/e-patientenakte Zugegriffen 05.10.2022

Gematik GmbH (08.12.2021) „ePA Für vernetzte Gesundheitsversorgung" https://www.gematik.de/anwendungen/e-patientenakte/gesundheitsfachpersonal) Zugegriffen 05.10.2022

Gematik GmbH (30.08.2022) „KIM Schnell und sicher kommunizieren" https://www.gematik.de/anwendungen/kim/ Zugegriffen 05.10.2022

Goebel M., Weber T. (01.02.2022) „Telematikinfrastruktur (TI), Gute Versorgung ist digital" https://physiotherapeuten.de/news/2022/02/telematikinfrastruktur-ti/ Zugegriffen 05.10.2022

Goebel M., Weber T. (05.05.2022) „eHBA und SMC-B: Die Zugangskarten zur Telematikinfrastruktur (TI). Das elektronische Gesundheitsberuferegister (eGBR) startet Pilotbetrieb" https://physiotherapeuten.de/news/2022/05/ehba-und-smc-b-die-zugangskarten-zur-telematikinfrastruktur-ti/#:~:text=F%C3%BCr%20den%20eGBR-Eintrag%20und%20den%20eHBA-Antrag%20wird%20ben%C3%B6tigt%3A,Bei%20Bedarf%3A%20Nachweis%20%C3%BCber%20Namens%C3%A4nderung%20%28z.%20B.%20Heiratsurkunde%29 Zugegriffen 05.10.2022

https://www.pkv.de/verband/presse/pressemitteilungen/gemeinsame-pressemitteilung-einheitliche-digitale-infrastruktur-fuer-das-gesundheitswesen/

Herkert GmbH (18.03.22) Online-Redaktion, Forum Verlag „Gesetz zur digitalen Modernisierung von Versorgung und Pflege (DVPMG) in Kraft getreten: Zeitplan, Änderungen und Kritik" Einrichtungsmanagement und Pflege, https://www.forum-verlag.com/blog-gp/dvpmg-in-kraftgetreten Zugegriffen 05.10.2022

Kranz-Opgen-Rhein B., Krott P. (01.03.2022) „PhysiOnline"- die APP, https://app.physio-online-sprechstunde.de/de/login Zugegriffen 05.102022

Kranz-Opgen-Rhein B., Krott P. (01.03.2022) PhysiOnline, https://www.physio-online-sprechstunde.de Zugegriffen 05.10.2022

NOVENTI Health SE, (2022) https://www.noventi.de/ Zugegriffen 05.10.2022

Optica Viva (05.04.2022) „TI: das ist die Finanzierungsvereinbarung für Physiotherapeut:innen", https://optica.de/wissenswert/detail/ti-das-iat-die-finanzierungsvereinbarung-fuer-physiotherapeutinnen Zugegriffen 05.10.2022

Physio-Deutschland (25.03.2022) „Einigung zur Videotherapie in der Physiotherapie" https://www.physio-deutschland.de/fachkreise/news-bundesweit/einzelansicht/artikel/detail/News/einigung-zur-videotherapie-in-der-physiotherapie.html Zugegriffen 05.10.2022

Physio-Deutschland (Stand 05. Mai 2022) „Faktenblatt zur Videotherapie" https://he.physio-deutschland.de/fileadmin/data/bund/news/pdfs/05052022_Faktenblatt_Videotherapie.pdf Zugegriffen 05.10.2022

Pohlkamp S. (2022) „Elektronisches Gesundheitsberuferegister (eGBR)", e-Gesundheit.nrw, https://egesundheit.nrw.de/projekt/egbr/ Zugegriffen 05.10.2022

Rust, H. (2022),„Versendung medizinischer Daten – die zulässigen Versandwege", Allgemein, News Ärzte, News Zahnärzte http://www.medizinrecht-aktuell.de/versand_medizinische_daten/ Zugegriffen 05.10.2022

Synaxon AG, (2022) „Telematikinfrastruktur – Definition" IT Service Network https://it-service.network/it-lexikon/telematikinfrastruktur Zugegriffen 05.10.2022

Digitale Therapie

3

3.1   Grundbegriffe der digitalen Therapie

Grob unterscheidet man in der digitalen Therapie zwischen den digitalen Anwender-Apps – den DIGAs – und der Telemedizin mit ihren entsprechenden Möglichkeiten.

3.1.1   DIGA – digitale Gesundheits-App

Patientinnen und Patienten können Softwareprogramme und Apps nutzen, um damit eine Verbesserung oder besser noch eine Verhinderung von Krankheiten zu erreichen. Es gibt viele Gesundheits-Apps, die meisten sind allerdings nicht als Medizinprodukt zugelassen.

Zugelassene digitale Gesundheits-Apps werden kurz als DIGA bezeichnet. Sie gelten als Medizinprodukte der niedrigen Risikoklassen I oder II a. Sie arbeiten mit den digitalen Technologien und müssen von der BfArM, dem Bundesinstitut für Arzneimittel und Medizinprodukte, zertifiziert sein. Im Zertifizierungsverfahren müssen die Hersteller den Nutzen der DIGA nachweisen. Sie müssen Studien vorlegen, die im Vergleich zu nachgewiesenen therapeutischen Anwendungen die Wirksamkeit der DIGA nachweisen. Die Anforderungen der DIGAs im Datenschutz und der Datensicherheit sind enorm. Alle vorgegebenen Anforderungen müssen für die Zertifizierung und die Zulassung erfüllt sein. Ist der Nachweis der Wirksamkeit einer DIGA nicht über vergleichende Studien möglich, so besteht nach Einzelentscheidung die Möglichkeit, die DIGA in einem Verfahren von zwölf Monaten zu erproben, indem die Kosten für diese Zeit von den Krankenkassen übernommen werden.

Der medizinische Nutzen der DIGA muss nachgewiesen sein. Sie sollen zu einer Verbesserung des Gesundheitszustands und der Lebensqualität führen. Über die Benutzung der DIGA soll die Krankheitsdauer verkürzt werden. Die Überlebensdauer des Patienten soll über die DIGA verlängert werden.

DIGA werden über ein Rezept ärztlich verordnet. Über die Verordnung können die Behandelten die DIGA kostenfrei nutzen.

Im Verzeichnis der DIGA finden sich als Beispiel fünf verordnungsfähige DIGA für Krankheiten im muskuloskeletalen Bereich:

1. companion patella powered by medi – proved by Dt. Kniegesellschaf App zur Behandlung von Knieschmerzen
2. HelloBetter ratiopharm chronischer Schmerz, zur Behandlung chronischer Schmerzen
3. Mawendo, zur Behandlung von Erkrankungen der Kniescheibe (Patella)
4. Vivira, zur Behandlung von Rückenschmerzen, Hüftschmerzen, Knieschmerzen

Die DIGA erhält nach der Zertifizierung und der Zulassung eine Pharmazentral-nummer, die PZN-Nummer. Die Ärzteschaft kann die DIGA nun auf einem Rezept, Muster 16, mit der PZN-Nummer verschreiben.

Diese Verordnung muss vom bei der Krankenkasse eingereicht werden. Die Krankenkassen vergeben daraufhin einen Code, mit dem dann die Anmeldung in der App anmelden kann. Damit ist die DIGA freigeschaltet.

Neben den vier zertifizierten DIGA gibt es zahlreiche Angebote von Gesundheits-Apps zur Behandlung von muskuloskeletalen Beschwerden auf dem Markt.

Ein Beispiel für eine App auf dem Weg zur DIGA-Zertifizierung ist die App NOLA. NOLA ist eine App zur Verbesserung von Schmerzen und zur Verbesserung von Alltagsaktivitäten. Es handelt sich um ein Medizinprodukt auf dem Weg zur DI-GA-Zertifizierung (Stand 09.22). Die Kosten für den Nutzen der NOLA-App wer-den von manchen Krankenkassen auf Anfrage hin übernommen.

Die NOLA-App als Beispiel wird bereits in einigen Physiotherapiepraxen neben den üblichen Physiotherapie-Anwendungen eingesetzt. In oder nach der physio-therapeutischen Behandlungseinheit werden Übungen beschrieben und erklärt, die zu Hause weiter trainiert werden können. Über die NOLA-App kann immer wieder auf die empfohlenen Übungen in Form von Erklärvideos zurückgegriffen werden.

Über solche Apps kann eine langfristige Bindungen an die Physiotherapie-Praxen geschaffen werden. NOLA zum Beispiel empfiehlt ausdrücklich die Zu-sammenarbeit mit den Praxen und regelmäßige Kontrollen vor Ort.

Dieses Beispiel zeigt, dass DIGA keine Konkurrenz für die physiotherapeutischen Anwendungsverfahren darstellen, sondern diese konstruktiv ergänzen können.

Eine Liste aller aktuell zertifizierten Apps findet sich im DIGA-Verzeichnis des Bundesinstituts für Arzneimittel und Medizinprodukte (https://diga.bfarm.de/de).

3.1.2   Die Telemedizin

Eine weitere Möglichkeit, digital zu behandeln, bietet die Teletherapie.

Zur Teletherapie gehören die Therapie am Telefon und über die Möglichkeiten des Internets. (Mit freundlicher Genehmigung der Redaktion gesund.bund.de vom 26.10.2022)

„...
Zur Telemedizin gehören:

- Online-Sprechstunden,
- das sogenannte Telekonsil, ein Gespräch zwischen Ärztinnen und Ärzten untereinander,
- digitale Schulungen,
- die Fernüberwachung und -kontrolle medizinischer Daten wie Blutdruck oder Herzfrequenz.

..."
Quelle: https://gesund.bund.de/telemedizin#auf-einen-blick

Die Online-Sprechstunde ist schon längere Zeit möglich. Für die Physiotherapie ist die Möglichkeit der Online-Sprechstunde als Videotherapie in der Corona-Pandemie 2020 erstmals möglich geworden. In der ersten Pandemiewelle wurde diese Möglichkeit ungewohnt schnell und sehr unkompliziert zur Verfügung gestellt. Seit Anfang 2022 ist die Therapieform „Videotherapie" fest im Heilmittelkatalog implementiert. (Weitere Informationen Kap. 5, Videotherapie)

3.2 Technische Voraussetzungen und Möglichkeiten

Um die Telemedizin von der Therapiepraxis aus durchzuführen, müssen bestimmte Voraussetzungen erfüllt sein. Zunächst braucht die Therapiepraxis einen Computerarbeitsplatz, um die physiotherapeutische Behandlung als Videotherapie durchzuführen.

Die Therapiepraxis benötigt:

- einen Computer, ein Laptop oder ein Notebook,
- einen Bildschirm,
- weitere technische Hilfsmittel wie Lautsprecher, Kamera etc.

Der Bildschirm sollte genügend groß sein und eine gute Auflösungsqualität besitzen. Er sollte schädliches Blaulicht über einen Blaulichtfilter reduzieren und flimmerfrei sein. Ein Notebook, ein Laptop oder sogar nur ein Smartphone sollten nur kurzzeitig eingesetzt werden. Gerade, wenn mehrere Stunden am Bildschirm gearbeitet wird, müssen die technischen Mittel von guter Qualität sein.

Ein ergonomischer Arbeitsplatz ist wichtig für eine gesunde Arbeit über den Computer. Der Schreibtisch sollte so groß sein, dass er genügend Platz bietet für die technischen Mittel wie Maus und Tastatur sowie für andere benötigte Utensilien. Ein höhenverstellbarer Schreibtisch bietet zudem die Möglichkeit den Arbeitsplatz sowohl im Stehen als auch im Sitzen zu benutzen. Arbeiten im Stand ermöglicht dem Benutzer mehr Bewegung in den Arbeitsalltag zu integrieren. Der Bildschirm sollte optimal zu positionieren sein. Diese Möglichkeit entlastet vor allem die Halswirbelsäule bei der Arbeit am PC. Der Stuhl sollte verschiedene Möglichkeiten zur Anpassung haben:

- die Rückenlehne sollte verstellbar sein,
- die Sitzfläche sollte in unterschiedliche Positionen eingestellt werden können,
- die Armlehnen sollten verstellbar sein,
- der Stuhl sollte ein festes Polster mit genügend Halt und Komfort bieten.

Bei der ergonomischen Einrichtung eines Computerarbeitsplatzes sollte beachtet werden, dass der Stuhl und der Schreibtisch in der richtigen Höhe zueinander eingestellt sind. Ober- und Unterschenkel sollen bei der Computerarbeit im rechten Winkel zueinanderstehen. Auch der Ober- und der Unterarm sollten im rechten Winkel zueinanderstehen. Die Maus, die Tastatur, Ellenbogen und Handgelenk bilden zusammen eine Arbeitslinie.

Tastatur und Maus brauchen genügend Platz, damit eine entspannte Handhaltung für den User möglich ist. Um die Entlastung von Hand, Ellenbogen und Schulter zu gewährleisten, können ergonomisch ausgerichtete Tastaturen und Mäuse zur Verfügung gestellt werden, angepasst an die Bedürfnisse des Nutzers.

Der Computerbildschirm muss in der entsprechend notwendigen Höhe am Arbeitsplatz positioniert werden. Hierfür gibt es Halterungen, die eingesetzt werden können. Die Höhe des Bildschirmes ist besonders auch für die Veränderung der Ausgangsstellung vom Sitz in den Stand und andersrum, immer wieder anzupassen.

Natürliche Lichtquellen oder sehr gute, helle Beleuchtungen sind für einen Computerarbeitsplatz elementar.

Ein Fenster für eine ordentliche Belüftung und Frischluft sind ebenso erforderlich.

Alle Kabel am Bildschirmarbeitsplatz müssen sturz- und stolpersicher verlegt sein (Abb. 3.1).

Der Computer braucht eine schnelle und sichere Internetverbindung. Ohne eine sichere und schnelle Internetverbindung wird die Kommunikation nicht zufriedenstellend stattfinden können. Instabile Internetverbindungen können zu Übertragungsverzerrungen und Standbildern bis hin zum Absturz der Verbindung führen. Diese Komplikationen sind für beide Seiten der Videotherapie äußerst unbefriedigend und führen dazu, dass alle in unerwünschten Stress geraten und die Freude an der Videotherapieform verlieren.

Für das Videotherapieangebot braucht die Praxis eine datenschutzkonforme Software für die zurzeit synchrone Übertragung eines Videochats. Die nötige Software muss bei Kassenpatienten von der KBV, der Kassenärztlichen Bundesvereinigung, genehmigt und gelistet sein. Die KBV listet nur Unternehmen, die von festgelegten Prüfunternehmen, wie dem Technischen Überwachungsverein, TÜV, zertifiziert wurden.

Unter den Internetadressen

- https://www.kbv.de/html/7146.php
- https://www.kbv.de/media/sp/liste_zertifizierte-Videodienstanbieter.pdf

finden Sie die gelisteten Anbieter für die Videotherapie im medizinischen Bereich.

PHYSIO DEUTSCHLAND

a

Faktenblatt zur Videotherapie (Stand 05. Mai 2022)

1. Eckpunkte zur Durchführung der Videotherapie:

❖ Videotherapie erfolgt auf freiwilliger Basis. Patientinnen und Patienten sowie Therapeutinnen und Therapeuten müssen der Durchführung einer telemedizinischen Behandlung schriftlich zustimmen. Diese Zustimmung kann beiderseits jederzeit zurückgezogen werden.
❖ Für die Durchführung der Videotherapie muss die Patientin oder der Patient körperlich in der Lage sein sowie über ausreichend Medienkompetenz verfügen.
❖ Grundsätzlich darf die Videotherapie keine Voraussetzung für die Annahme einer Verordnung sein.
❖ Die erste Behandlung muss immer persönlich in Präsenz erfolgen.
❖ Die Therapeutinnen und Therapeuten führen die Videotherapie in den zugelassenen Praxisräumen durch. Dabei muss die Umgebung störungsfrei und die Privatsphäre der Patientin oder des Patienten entsprechend geschützt sein. Die Leistungserbringung durch die Therapeutin oder den Therapeuten im Home-Office ist nicht erlaubt.
❖ Für die Durchführung der Videotherapie ist aus Gründen des Datenschutzes eine zertifizierte Software eines Videodienstleisters erforderlich.
❖ Die Leistungserbringung erfolgt in Echtzeit, also in direkter und wechselseitiger Kommunikation mit der Patientin oder dem Patienten. Sowohl eine Vorabaufzeichnung als auch eine Aufzeichnung der Behandlung ist nicht erlaubt.
❖ Die Leistungsbeschreibung entspricht der Leistungsbeschreibung für eine Behandlung in Präsenz.
❖ Die Vergütung einer telemedizinischen Leistung der untenstehenden Positionen entspricht der Vergütung der Leistung in Präsenz.
❖ Auch Gruppenbehandlungen sind als Videotherapie möglich. Hier sollte zunächst eine kurze Vorstellungsrunde der Teilnehmenden erfolgen, um das Gruppensetting deutlich zu machen.
❖ Die Physiotherapeutin oder der Physiotherapeut vermerkt die Videotherapie nach der Behandlung mit dem Kürzel „TM" für telemedizinische Leistung auf der Rückseite der Verordnung.
❖ Der Nachweis über die durchgeführte Behandlung kann auf verschiedene Weise erfolgen:
  1. auf digitalem Weg oder per Fax (muss in Patientenakte archiviert werden und nur auf Nachfrage bei der Krankenkasse eingereicht werden)
  2. Bestätigung aus der Software des Videodienstanbieters als Datei (muss in Patientenakte archiviert werden und nur auf Nachfrage bei der Krankenkasse eingereicht werden)
  3. beim nächsten Präsenztermin kann die Unterschrift für die zuvor absolvierte Videotherapie nachträglich geleistet werden.
❖ Die Ärztin oder der Arzt kann auf der Verordnung im Feld „Therapieziel/weitere medizinische Befunde und Hinweise" vermerken, dass keine Videotherapie im Rahmen dieser Verordnung erfolgen darf. Eine Änderung dieser Angabe auf einer Verordnung ist nach Rücksprache mit der Ärztin oder dem Arzt durch die Praxis möglich. Dies muss mit Datum der Änderung, Unterschrift und dem Kürzel „LE" für Leistungserbringer vor der Abrechnung mit der Krankenkasse erfolgen.

Mit einem Klick auf den Pfeil finden Sie die am häufigsten gestellten Fragen rund um die Videotherapie übersichtlich zusammengestellt (Stand 05. April 2022).

Abb. 3.1   **(a)** Faktenblatt Videotherapie Vollständiger Text unter: https://www.physio-deutschland. de/fileadmin/data/bund/news/pdfs/05052022__Faktenblatt_Videotherapie.pdf   (Letzter   Zugriff: 25.09.2023) **(b)** ergonomischer Arbeitsplatz. (© Maanas/Getty Images/iStock)

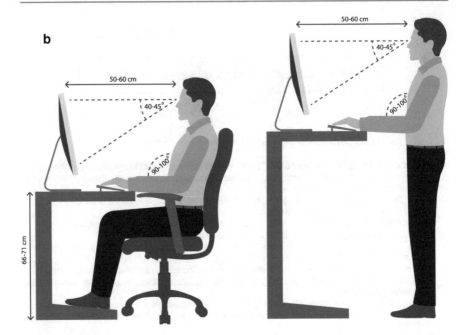

Abb. 3.1 (Fortsetzung)

Neben dem Computer, der Internetverbindung und der Software benötigt die Praxis weitere Hardware zur Übertragung von Bild und Ton der Kommunikation. Hierzu gehören Kopfhörer, Freisprecher, Lautsprecher und Kamera. Die Kopfhörer und die Freisprecher können jeweils mit einem Kabel am Computer verbunden sein oder kabelfrei Bild und Ton übertragen. Technisch gesehen sorgt die Kabelverbindung für eine sicherere Verbindung in Ton und Bild im Live-Chat. Kabelfreie Kopfhörer und Freisprecher bieten dagegen deutlich mehr Komfort, da die Bewegungsfreiheit durch die Kabelfreiheit in der Kommunikation im Chat deutlich größer wird (mehr siehe Abschn. 6.3).

3.3   Vorteile der digitalen Angebote für die Unternehmen

Der Gesetzgeber hat das Heilmittelangebot mit dem Angebot der Physiotherapie als Videotherapie erweitert. Videotherapie als physiotherapeutische Leistung ist seit 2022 fester Bestandteil des Heilmittelkataloges.

Mit dieser Verpflichtung ist die indirekte Pflicht aller im Gesundheitssektor verbunden, digitale Angebote zu schaffen und zu bedienen.

Nun kann nicht jeder Einzelne dazu gezwungen werden, Videotherapie anzubieten. Wie bei allen anderen Angeboten der physiotherapeutischen Leistungen, kann jedes Unternehmen entscheiden, welche Angebote es bereitstellt. Das verhält sich entsprechend den Angeboten wie z. B. manuelle Therapie, Lymphdrainage oder KG-Neuro. Auch diese Zertifikatsangebote müssen nicht von jeder zugelassenen Praxis angeboten werden.

Wirtschaftlich gesehen, schafft die Erweiterung des Angebotes einer physiotherapeutischen Einrichtung um die Videotherapie zusätzliche Möglichkeiten in der Behandlung.

Zu den Möglichkeiten gehören:

- Weiterbehandlung nach einer Kur oder einem Reha-Aufenthalt – Bindung an die physiotherapeutische Einrichtung,
- Behandlung im Krankheitsfall (z. B. COVID-19, ansteckende Erkrankungen),
- Behandlung in Infrastruktur armen Gegenden,
- Behandlung im Homeoffice (Privatversicherte),
- Präventionsangebote im Homeoffice,
- Behandlung von Familien mit kleinen Kindern, die sonst nicht an der Therapie teilnehmen könnten,
- Behandlung von pflegenden Angehörigen, die sonst nicht an der Therapie teilnehmen könnten,
- Behandlung im Urlaub, auf Dienstreisen, bei Mobilitätseinschränkungen und mehr.

Solche Angebote sind für Behandelte und physiotherapeutische Einrichtungen hochinteressant. Über die Videotherapie können neue Kundenkreise herangezogen werden. Die einzelne physiotherapeutische Einrichtung kann sich über das Angebot der Videotherapie besonders hervorheben. Vor allem im Privatsektor können Bindungen an die Unternehmen aufgebaut werden. Videotherapie führt zur Umsatzsteigerung des Betriebes.

Auch der Einsatz von DIGA führt, wie schon unter Abschn. 3.1.1 beschrieben, zur Bindung an die Praxen. Zertifizierte DIGA können in der Therapie vor Ort mit eingesetzt werden. Diese digitalen Gesundheits-Apps fördern das Übungsverhalten nachhaltig zu Hause. Über die Apps besteht die Möglichkeit, sich die Übungen der Therapieeinheiten noch einmal in der entsprechenden App anzusehen. Übungserfolge werden von den Apps festgehalten. Diese ermittelten Werte kann der Therapeut wieder als Grundlage für seine Therapieentscheidungen und die nächsten Therapieschritte nutzen. Nach Beendigung der Heilmittelverordnung erfolgt die Bindung an die Praxis. Zuhause kann weiter mit den Apps gearbeitet werden. In regelmäßigen Abständen werden die Patienten zur Kontrolle in die Praxis gebeten. Hier wird der Zustand überprüft und der weitere Trainingsweg besprochen.

Diese mögliche Dienstleistung wird in Rechnung gestellt. Die DIGA oder die App können den Erfolg einer physiotherapeutischen Leistung nach Heilmittelverordnung so nachhaltig unterstützen. Gesundheitsverbesserung und Gesundheitserhalt werden durch DIGA unterstützt.

Auch digitale Präventionsangebote für Unternehmen und Firmen erweitern das Spektrum der Angebote einer Physiotherapieeinrichtung. Gleichzeitig können die Firmen und Unternehmen mit Präventionsangeboten in der Form der Videotherapie ihre Verpflichtung, Präventionsangebote für ihre Mitarbeiter bereitzustellen, unkompliziert erfüllen. Für die Praxen eröffnet sich über dieses Angebot ein weiterer Absatzmarkt. Die Unternehmen können über die spezielle Form der Videotherapie flexible Präventionsmaßnahmen anbieten. Anders als die üblichen Präventionsmaßnahmen vor Ort oder in der Praxis, können auch im Homeoffice oder auf Montage Behandlungen betreut und gefördert werden.

Ein digitales Therapieangebot ist interessant für alle Altersstrukturen. In jeder Generation finden sich interessierte Personen, die das Konzept der digitalen Therapie gerne umsetzen und die Begeisterung dafür weitergeben. Gerade die junge Generation, die den Umgang mit den digitalen Medien tagtäglich umsetzt, wird in der Zukunft auf digitale Angebote setzen. Ein digitales Therapieangebot wird nicht mehr wegzudenken sein.

Digitale Angebote sind sicherlich nicht für jeden etwas, aber sie haben zukunftsorientiert ihre Daseinsberechtigung auf dem Gesundheitsmarkt.

3.4   Für wen eignet sich das digitale Behandlungsformat?

Ob diese digitalen Anwendungen sich nun tatsächlich für den Einsatz in der eigenen Praxis im eigenen Unternehmen eignen, muss im Einzelfall geprüft und entschieden werden. Erste Voraussetzung für die Implementierung digitaler Möglichkeiten im Unternehmen ist, dass die technischen Voraussetzungen erfüllt sind und der personelle Bedarf für das Angebot vorhanden ist.

3.4.1   Sind digitale Arbeitsplätze in der Praxis vorhanden?

Die Videotherapie für Kassenpatienten muss aus einem Raum einer zertifizierten Praxis heraus angeboten werden. Die Privatsphäre der Patienten in der Videotherapie muss geschützt werden. Durch diese Vorgaben bestimmt, belegt die Videotherapie einen eigenen Raum. Die Größe für diesen Raum ist von den Krankenkassen bislang noch nicht festgelegt. Allerdings müssen die normalen Vorgaben für einen Arbeitsraum eingehalten werden. Vorgaben sind laut Arbeitsstättenverordnung, Arbeitsschutz und Arbeitsmedizin:

„…Laut der Arbeitsstättenverordnung muss für einen Arbeitsplatz eine Grundfläche von mindestens acht Quadratmetern gegeben sein, jeder weitere Arbeitsplatz sollte mindestens sechs Quadratmeter umfassen. Die Bundesanstalt für Arbeitsschutz und Arbeitsmedizin empfiehlt für Gruppenbüros ab drei Personen, 10–12 m² einzuplanen…Der Arbeitsplatz selbst sollte dabei Raum für folgende Gerätschaften aufweisen:

- einen Schreibtisch mit Bildschirm,
- einen Bereich für Lese- und Schreibarbeiten,
- einen Schrank oder Bürocontainer,
- mindestens 1,5 Quadratmeter frei zugängliche Fläche.

Damit die Luft im Raum gut zirkulieren kann, ist zudem eine Raumhöhe von mindestens 2,50 Metern vonnöten…"

Die Vorgaben zum Arbeitsschutz sind strikt einzuhalten. Weitere Voraussetzungen für einen Bildschirmarbeitsplatz finden sich unter der folgenden Internetadresse:

https://www.gesetze-im-internet.de/arbst_ttv_2004/anhang.html

3.4.2 Technisches Equipment

Sind genügend Computerarbeitsplätze in der Praxis vorhanden? Hat eine Praxis nur einen Bildschirm und einen Computer in der Praxis, der für die Praxisverwaltung benötigt wird, so muss mindestens ein neuer Computer für einen Videotherapie-Arbeitsplatz geschaffen werden.

3.4.3 Personal

Eine wichtige Frage ist: Hat die Praxis Mitarbeitende im Team, die sich für die digitale Therapie begeistern und bereit sind, diese Therapieform anzubieten und durchzuführen? Mindestens zwei aus dem Team sollten die digitale Therapie durchführen können, damit auch zu Ferienzeiten und im Krankheitsfall weiter per Videotherapie betreut werden kann.

Das Personal muss die technischen Geräte bedienen können, ebenso wie die notwendige Software zur Videotherapie oder zur DIGA.

Anders als in der herkömmlichen Physiotherapie, spielen Didaktik und Coaching in der digitalen Therapie eine noch größere Rolle. Da der Kontakt nur visuell und sprachlich stattfindet, spielen die Sprache und die Beobachtung sowie eine didaktisch gut aufgebaute Unterrichtseinheit eine entscheidende Rolle für den Erfolg der Videotherapie. Im Bereich der Videotherapie werden also Kenntnisse und Weiterbildung in diesen Fähigkeiten gefragt und erforderlich sein (s. Kap. 4). Gefahrensituationen müssen über den Bildschirm erkannt werden, das mit reagiert werden kann. Um Gefahren erkennen zu können, müssen diagnostische Fähigkeiten geschult werden.

3.5 Vorgehen in einem Notfall

3.5.1 Erste Hilfe, ein Notfall während der Videotherapie

Auch in der Videotherapie kann es während der Behandlung zu einem medizinischen Notfall kommen. So können ein kardialer Notfall, wie ein Herzinfarkt eintreten, jemand kann stolpern und sich eine Verletzung des muskuloskeletalen Systems zuziehen. Jeder mögliche Notfall ist denkbar.

In der Literatur findet sich bislang noch keine Empfehlung zur Vorgehensweise in einem Notfall während der Behandlung per Videotherapie.

In diesem Buch wird eine mögliche Vorgehensweise in Anlehnung an die Vorgehensweise in einer Notfallsituation im analogen Leben beschrieben.

Zur Vorbereitung für den Fall der Fälle, um in Notfallsituationen reagieren zu können, werden folgende Information benötigt:

- Wer soll im Falle eines Notfalls informiert werden?
- Adresse
- Notrufnummer des Wohnsitzes

Bei jeder Behandlung muss die Notfalladresse einer Kontaktperson greifbar sein. Das gilt auch für die Adressen der zu behandelnden Personen, die im Notfall beim Notruf 112 angegeben werden müssen. (Achtung: Die Notrufnummer 112 ist immer zur nächsten Rettungsleitstelle geschaltet. Falls jemand sich nicht in der gleichen Region befindet, kann der Notruf unter Umständen ins Leere gehen. Die kostenlose Notrufnummer 112 gilt europaweit. Befindet sich jemand im nichteuropäischen Ausland, so muss die Praxis über die Notrufnummer des Wohnsitzes informiert sein und diese griffbereit haben.) In diesen Fällen bietet es sich auch an, vorab berufsrechtliche Fragen zu klären.

Bei der physiotherapeutischen Behandlung sollen folgende Dinge in der Nähe gehalten werden, damit in Notfallsituationen eine angemessene Reaktion erfolgen kann:

- Notfallmedikamente
- Wasser
- Telefon
- Etwas zu essen – 15 g Traubenzucker (bei leichtem Unterzucker; nach 15 min wiederholen)

Die Notfallmedikamente können im Notfall direkt eingenommen werden. Bei Kreislaufbelastung, wie Überhitzung oder Überanstrengung kann direkt Wasser substituiert werden. Bei Unterzuckerung kann sofort reagiert werden. Eigene direkte Hilfe kann über das Telefon geholt werden.

3.5.2 Verhalten in Notfallsituationen bei der Videotherapie – Maßnahmen

Zunächst muss erkannt werden, was genau geschehen ist.

Bewusstsein und Bewusstlosigkeit überprüfen – der Patient reagiert nicht mehr auf eine Ansprache
Der Körper ist regungslos und erscheint schlaff. Anders als vor Ort, gibt es nicht die Möglichkeit, ihn anzufassen und das Herz-Kreislauf-System sowie die Atmung zu

überprüfen. Im besten Falle kann ein Heben und Senken des Brustkorbes über den Bildschirm erkannt werden. Ist jemand nicht ansprechbar, so kann lediglich der Notruf 112 getätigt und die Kontaktperson informiert werden.

Vorgehen bei Bewusstsein – die Person ist bei Bewusstsein und kann sich (eingeschränkt) bewegen
Ist die Person bei Bewusstsein, so können folgende Fragen gestellt werden:

- Was ist genau geschehen?
- Was fehlt Ihnen?
- Was tut weh und wo tut es weh?
- Können Sie sich bewegen?

Reagiert die Person noch mit Bewegung, kann aber nicht sprechen oder wird nicht verstanden, da das Mikrofon nicht adäquat sitzt, sollte eine direkte Ansprache erfolgen. Über die Bewegung können Ja- und Nein-Antworten gegeben werden. Beispiel: „Wenn Sie mich hören, dann bewegen Sie bitte Ihre Hand (Ihren Kopf, Ihr Bein, Ihren Fuß…). Einmal anheben bedeutet *Ja,* zweimal anheben (nicken) bedeutet *Nein.*"

Ist das geklärt, so kann ohne Stimme kommuniziert werden. Ja- und Nein-Fragen können über die Bewegung beantwortet werden.

Erfolgt eine normale Antwort, so können gemeinsam weitere Schritte besprochen werden.

- Hilfe zur Selbsthilfe leisten
- Stabile Seitenlage einnehmen (erklären und anleiten, wie der Patient sich selbst in die stabile Seitenlage bewegen kann). Tritt doch noch eine Bewusstlosigkeit ein, so ist stabile Seitenlage sicherer.
- Notfall-Kontaktperson anrufen
- Rettungsdienst benachrichtigen

Den Notruf wählen
Folgende Auskunft soll im Notfall gegeben werden:

- Was ist passiert?
- Anzahl der Verletzten
- Unfallort: Ort, Straße, Hausnummer, Etage

Das Deutsche Rote Kreuz empfiehlt, auf Rückfragen zu warten.
Fragen, die vom Rettungsdienst gestellt werden, sind:

- Welche Verletzungen/Symptome liegen vor?
- Ist die Person ansprechbar?
- Besteht Lebensgefahr?

Warten
In der Zeit bis Hilfe eintrifft, ist es die Aufgabe der Therapeut:innen, sich weiter um den Patienten zu kümmern.

Egal ob der Patient bewusstlos ist oder nicht, gilt wie immer in der Ersten Hilfe:

- Beruhigen
- Betreuen
- Trösten
- Den Zustand immer wieder überprüfen

Sobald der Rettungsdienst eingetroffen ist, können die Fragen des Rettungsdienstes durch den Therapeuten beantwortet werden.

Ein Notfall, der während der Videotherapie eingetreten ist, muss ordentlich und sehr genau in der Patientenakte dokumentiert werden.

Verhalten im Notfall
Erkennen
    Überprüfen
    Anleiten
    Notruf absetzen
    Warten und den Patienten beruhigen

▶ **Tipps für die Praxis**
- Nutzen Sie DIGAs zur Patientenbindung.
- Verordnet sind DIGAs kostenfrei für die Patienten.
- Nutzen Sie die neuen digitalen Möglichkeiten schon frühzeitig, um sich auf dem digitalen Markt schon vor der Konkurrenz zu etablieren.
- Bereiten Sie Ihre Mitarbeiter auf die digitale Notfallsituation vor. Erklären Sie, wie Sie im Notfall vorgehen müssen.

▶ **Wichtig**
- Sie benötigen eine stabile Internetverbindung für die Videotherapie.
- Benötigte Technik: Kaufen Sie gute Qualität.
- Richten Sie Ihren Arbeitsplatz ergonomisch ein.
- Beachten Sie die Arbeitsstättenverordnung, Arbeitsschutz und arbeitsmedizinische Vorgaben.
- Üben Sie die Notfallsituation im Team.

Literatur

Bundesministerium für Arzneimittel und Medizinprodukte (06.10.2020) „Das DiGA-Verzeichnis Antworten zur Nutzung von DiGA" Bekanntmachung 07.01.2022 https://diga.bfarm.de/de Zugegriffen 04.10.2022

Bundesministerium für Gesundheit (19.08.2020) „Telemedizin: Gesundheitsservices aus der Ferne" https://gesund.bund.de/telemedizin#auf-einen-blick Zugegriffen 04.10.2022

Bundesministerium für Gesundheit (06.09.2021) Digitalisierung im Gesundheitswesen: Ein Überblick https://gesund.bund.de/digitalisierung-im-gesundheitswesen Zugegriffen 04.10.2022

Skepp (2022) https://skepp.com/ Zugegriffen 04.10.2022

Arzt und Wirtschaft (13.01.2021) „DiGAs: So funktionieren die neuen Apps auf Rezept" https://www.arzt-wirtschaft.de/digital-health/digas-so-funktionieren-die-neuen-apps-auf-rezept/ Zugegriffen 04.10.2022

Bundesinstitut für Arzneimittel und Medizinprodukte (2022) Digitale Gesundheitsanwendungen https://www.bfarm.de/DE/Medizinprodukte/Aufgaben/DiGA-und-DiPA/DiGA/_node.html Zugegriffen 04.10.2022

fluidmobile GmbH (2022) „Das DiGA-Verzeichnis. Alle digitalen Gesundheits-Anwendungen auf einen Blick" https://www.diga-verzeichnis.de/ Zugegriffen 04.10.2022

DRK Deutsches Rotes Kreuz (2022) „Erste Hilfe" https://www.drk.de/hilfe-in-deutschland/erste-hilfe/notruf-112/ Zugegriffen 04.10.2022

DRK Deutsches Rotes Kreuz (2022) „Notruf 112" https://www.drk.de/hilfe-in-deutschland/erste-hilfe/notruf-112/ Zugegriffen 04.10.2022

Kaminski C, Othmann S (2022), https://www.health-nola.com Zugegriffen 04.10.2022

ViViRA Health Lab GmbH (2022) https://www.vivira.com/ Zugegriffen 04.10.2022

Kommunikationsplattformen – Foren

4

Kommunikationsplattformen werden von einem Provider, einem Anbieter von Telekommunikationsdiensten, zur Verfügung gestellt. Sie dienen dazu, Informationsdaten zu vermitteln und sich fachlich auszutauschen.

4.1 Was ist ein Forum

Der Begriff Forum (plural: Foren) kommt ursprünglich aus dem Lateinischen und bedeutet Marktplatz.

Am Marktplatz trafen sich früher die Menschen, um sich gedanklich und sprachlich auszutauschen und um Gericht zu halten. Im Zeitalter der digitalen Kommunikation sind in der digitalen Welt Kommunikationsplattformen wie Foren als Pendant zu den alten Marktplätzen entstanden. Hier findet, wie früher auf den Marktplätzen, der Austausch statt. Im Forum tauscht sich die Community zu einem Themenkomplex über einen Webserver aus. Der Webserver erfasst und speichert die übermittelten Nachrichten. Somit findet die Kommunikation nicht wie in Chats in Echtzeit, sondern zeitversetzt statt. Deshalb spricht man bei der Kommunikation im Forum von einem asynchronen Kommunikationsmedium.

Viele Anbieter physiotherapeutischer Produkte bieten im Internet auf ihren Seiten als Add-on (kostenloses zusätzliches Angebot) ein Forum an. Diese Foren sind für den Austausch der Fachkräfte untereinander, aber auch anderer Interessierter gedacht.

Für die Anbieter hat das Forum verschiedene Vorteile. Zum einen sehen sie an den Beiträgen der Physiotherapie-Community, welche Themen die Community aktuell bewegen, wo der spezielle zeitlich synchrone Bedarf der Community, sowohl der Fachteilnehmenden als auch anderer Teilnehmender besteht. Mit diesem Wissen können die Anbieter ihr Angebot gezielt an die Community anpassen.

Zum anderen locken Fachforen andere Menschen auf ihre Seiten und erweitern und stärken dadurch indirekt den Absatzmarkt der teilnehmenden Fachkräfte.

B. Kranz-Opgen-Rhein, *Digitalisierung in der Physiotherapie*, https://doi.org/10.1007/978-3-662-68274-6_4

4.2   Wissensaustausch über Foren

Physiotherapie-Foren sind Online-Plattformen, auf denen sich Physiotherapeuten, Studierende und Lernende der Physiotherapie, sowie an Physiotherapie Interessierte, Informationen austauschen, Fragen stellen und diskutieren können. Es handelt sich um virtuelle Treffpunkte, auf denen Wissen und Erfahrungen geteilt werden. In Physiotherapie-Foren können Fachleute ihre Fachkenntnisse erweitern, indem sie sich über neue Behandlungsmethoden, Forschungsergebnisse und aktuelle Entwicklungen in der Physiotherapie informieren. Fragen zu spezifischen Fällen können diskutiert und Ratschläge von anderen Fachleuten eingeholt werden. Dieser interaktive Austausch unterstützt die Physiotherapie in ihrer Entwicklung und fördert die Qualität der physiotherapeutischen Versorgung. Auf Physiotherapie-Foren können Informationen zu Lernmaterialien geteilt werden. Dies kann helfen, Wissen zu vertiefen. Darüber hinaus können auch Patienten von Physiotherapie-Foren über das dargestellte Wissen profitieren. Fragen zu bestimmten Beschwerdebildern können miteinander ausgetauscht und Fallbeispiele diskutiert werden. Somit können Entscheidungsfindungen zur passenden Therapie unterstützt werden.

Für die User liegt der Vorteil von Physiotherapie-Foren klar auf der Hand:

- Ein weltweiter fachlicher Informationsaustausch ist möglich
- User werden schnell und einfach über Neuigkeiten in der Physiotherapie informiert

4.3   Qualität der Beiträge in den Foren

Physiotherapie-Foren bieten eine Vielzahl von Themengebieten an, die diskutiert werden können. So gibt es zum Beispiel Foren zur manuellen Therapie, zur Sportphysiotherapie, zur Neurorehabilitation, zur Pädiatrie, zur Geriatrie und viele mehr. Über diese Foren erhalten teilnehmende Gleichgesinnte die Möglichkeit, sich zu vernetzen, ihr Wissen zu erweitern und von den Erfahrungen der anderen zu lernen. Natürlich bietet ein Forum keinen Ersatz für professionelle medizinische Bildungsstätten.

Nicht alle Foren sind von der Qualität der Beiträge niveaugleich. Sie unterscheiden sich oft erheblich. Es empfiehlt sich daher, Foren von vertrauenswürdigen Organisationen oder Fachverbänden aufzusuchen. Als wissenschaftliche Kontrolle der einzelnen Aussagen müssen diese immer wieder eigenverantwortlich vom User und verantwortlich vom Anbieter kontrolliert werden, damit Fehlinformationen nicht unreflektiert bleiben und an die breite Masse weitergegeben werden.

Qualitätsverbesserung
Für die Verbesserung der Qualität der Foren gibt es folgende Lösungsvorschläge:

- Foren sollten von qualifizierten Physiotherapeuten moderiert werden, um sicherzustellen, dass die Beiträge fachlich korrekt sind und den aktuellen wissenschaftlichen Standards entsprechen.
- Foren benötigen eine aktive Community, innerhalb der lebhafte Diskussionen stattfinden.
- Experten aus verschiedenen Bereichen der Physiotherapie lesen die Beiträge in den Foren und verfassen regelmäßig wissenschaftliche Beiträge, welche die Sachlagen wissenschaftlich klären und Fragen beantworten.
- Zu jeder Behauptung gehört eine wissenschaftliche, vertrauenswürdige Quellenangabe.
- Ratschläge und persönliche Meinungen ohne wissenschaftlichen Kontext und Quellenangabe müssen gesondert gekennzeichnet werden.

4.4 Anonymität der Teilnehmenden

Die Nutzer eines Forums sind zwar intern beim Anbieter unter ihrem richtigen Namen und ihren realen Kontaktdaten angemeldet, nach außen treten sie aber oft mit einem Kunstnamen oder z. B. nur ihren Vornamen auf. So können sich User recht frei, aber auch unreflektiert austauschen und informieren.

Auf einer für jeden User anonym nutzbaren offenen Plattform kann jeder Nutzer seine Meinung frei und ungezügelt äußern.

Die Kommunikationsweise in den Foren ist leider nicht immer positiv und fachlich konstruktiv.

Bedauerlicherweise kommt es immer wieder zu unerwünscht harschen bis aggressiven Wortgefechten. Davon sollte man sich jedoch nicht abschrecken lassen. Anbieter der Foren reagieren auf solche Vorfälle, indem sie ein individuelles Regelwerk für die Kommunikation ihrer User untereinander aufgestellt haben. Damit das Regelwerk auch eingehalten wird, müssen Anbieter ihre Foren engmaschig und für alle User sichtbar kontrollieren. Teilnehmende, die gegen das jeweilige Regelwerk verstoßen, müssen je nach Vorfall direkt und für festgelegte Zeit oder auch für immer, aus den Foren ausgeschlossen werden.

4.5 Datenschutzrichtlinien in Foren

Die Datenschutzrichtlinien in den einzelnen Foren unterscheiden sich oft erheblich. Deshalb sollte man vorsichtig mit privaten Informationen umgehen. Es ist ratsam, Foren zu wählen, die strenge Datenschutzrichtlinien haben und persönliche Informationen sicher behandeln. Auch im fachlichen Austausch dürfen Namen und persönliche Daten oder Befunde anderer, die eindeutig auf bestimmte Personen hindeuten niemals in Foren geteilt werden. Zur Sicherheit sollten Fachleute hinzugezogen werden.

Letztendlich ist es wichtig, dass die Foren eine positive, respektvolle und geschützte Atmosphäre fördern, damit alle, die teilnehmen, ermutigt werden, ihre Fragen und Anliegen offen zu teilen, ohne Angst vor Kritik oder Beleidigungen haben zu müssen.

Durch eine sich gegenseitig unterstützende Gemeinschaft können die Foren zu einem wertvollen Werkzeug für die Physiotherapie werden, um physiotherapeutisches Wissen zu verteilen, zu erweitern und sich gegenseitig zu unterstützen.

▶ **Tipps** Foren informieren über Neuigkeiten, hier speziell für die Physiotherapie:
  - https://physio.de
  - https://forum.physio-online-sprechstunde.de/
  - https://www.physiotherapie.de/forum.php

▶ **Wichtig**
  - Halten Sie sich an das Regelwerk der Foren.
  - Nutzen Sie Foren konstruktiv.
  - Kollegialer Austausch ist sehr wertvoll.

Literatur

Bothner F. (2022) „Foren" Physiotherapie in Deutschland *https://physio.de* zugegriffen 04.10.2022
Kranz-Opgen-Rhein B. Krott P. (April 2022)" PhysiOnline Physiotherapie Forum Videotherapie"
  https://forum.physio-online-sprechstunde.de/ zugegriffen 04.10.2022
MKG Verlag GmbH (2022) „Forum" *https://www.physiotherapie.de/forum.php* Zugegriffen
  04.10.2022

Videotherapie

5

Unsere Welt wird durch die zunehmenden digitalen Möglichkeiten verändert. Neues führt oftmals zu Verunsicherung bei den Menschen. Um neue Wege zu gehen, müssen gewohntes Terrain und Sicherheit verlassen werden. Das fällt vielen Menschen schwer.

Die Digitalisierung in der Therapie verunsichert sowohl die Berufsangehörigen als auch die behandelten Personen. Es ist für viele Behandelnde unvorstellbar, Therapien wie die Physiotherapie über einen Bildschirm stattfinden zu lassen. Bis März 2020 konnte man sich die physiotherapeutische Behandlung nur als „Face-to-Face-" und „Hands-on"-Behandlung vor Ort in der Praxis, in medizinischen Einrichtungen wie dem Krankenhaus oder in der häuslichen Umgebung vorstellen. Das hat sich seitdem verändert.

Die digitale Physiotherapie eröffnet neue Wege und neue Perspektiven in der Zusammenarbeit mit Patientinnen und Patienten.

Das Beispiel der Videotherapie hat sich schon in anderen medizinischen Berufszweigen etabliert. Die ärztliche und psychotherapeutische Behandlung waren die Vorreiter in der Therapie über den Bildschirm oder über das Telefon.

In der Physiotherapie kann die Videotherapie ergänzend zur gängigen Physiotherapie oder als Ersatz für die Face-to-Face und Hands-on-Therapie genutzt werden. Übungsportale und Apps können die Therapie in der Praxis sinnvoll ergänzen. Über diese Portale und Apps können Übungen als Hausaufgaben genutzt werden.

Ergänzende Information Die elektronische Version dieses Kapitels enthält Zusatzmaterial, auf das über folgenden Link zugegriffen werden kann [https://doi.org/10.1007/978-3-662-68274-6_5]. Die Videos lassen sich durch Anklicken des DOI-Links in der Legende einer entsprechenden Abbildung abspielen, oder indem Sie diesen Link mit der SN More Media App scannen.

Es können kontrolliert Biofeedback-Programme in der Therapie vor Ort und zu Hause benutzt werden. In der Zukunft wird ergänzend medizinische künstliche Intelligenz (Medizintechnik) auch über das Internet eingesetzt werden können. Mit diesen Angeboten können physiotherapeutische Unternehmen Behandelte nach der Beendigung eines Rezeptes oder im Anschluss an eine Rehabilitationsmaßnahme an ihre Unternehmen binden. Praxen können die Behandelten über das Internet weiter betreuen.

Auf dem digitalen Weg können medizinische und physiotherapeutische Sachverhalte erklärt werden. Mit der Erweiterung des medizinischen Wissens für die Behandelten werden diese gestärkt und in ihren Gesundheitshandlungen unterstützt. Wissen hilft, eigene Entscheidungen zu treffen und eigene Wege zu beschreiten – Wissen hilft verändern.

Neues Wissen über digitale Physiotherapie-Möglichkeiten ist wichtig. Erst das Wissen darüber, welche Möglichkeiten es gibt, wie die Prozesse ablaufen und worin die Vorteile bzw. Nachteile der Therapieform liegen, ermöglicht es, digitale Therapieformen sachlich zu bewerten und auf Grundlage dieser Bewertung eine vernünftige Entscheidung pro oder contra digitale Therapie/Apps/DIGAs/Videotherapie zu treffen (Abb. 5.1).

Die Grundlagen für den zügigen Einsatz der Videotherapie wurden im März 2020 zu Beginn der ersten Welle und des Lockdowns in der Corona-Pandemie gelegt. Um in dieser Zeit trotzdem betreuen zu können, wurde die Abgabe der physiotherapeutischen Leistung in Form der Videotherapie in Deutschland vorübergehend gestattet.

Die Verbände reagierten sehr schnell auf die Erlaubnis, Physiotherapie als Videotherapie durchführen zu können. Sie stellten hilfreiche Informationen zur Videotherapie zusammen. Die Verbände halfen, die ersten digitalen Schritte zu gehen und setzten sich von Beginn an für die langfristige Videotherapie in der Physiotherapie ein.

Abb. 5.1 Videotherapie

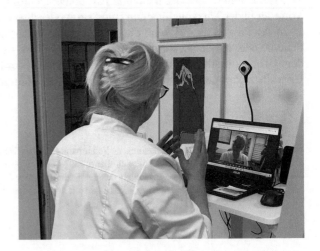

Die Erlaubnis zur Videotherapie als ergänzende Maßnahme der Physiotherapie wurde am 06.05.2021 im „Digitalen Versorgung-und-Pflege-Modernisierungs-Gesetz", kurz: DVPMG, vom Deutschen Bundestag und danach im Deutschen Bundesrat verabschiedet.

Dieses Gesetz schafft die Voraussetzungen für die Videotherapie in der Physiotherapie. Die Videotherapie ergänzt seither die „Hands-on-Physiotherapie".

Am 21.10.2021 hat der Gemeinsame Bundesausschuss in Berlin beschlossen, die Telemedizin in Form der Videotherapie im Heilmittelkatalog für die Physiotherapie aufzunehmen. Seit April 2022 ist die Videotherapie als Heilmittel in der Physiotherapie im Heilmittelkatalog implementiert. Laut Heilmittelkatalog können mehrere Positionen in spezifisch festgelegter Anzahl der erlaubten Therapieeinheiten als Videotherapie stattfinden.

Dr. Monika Lelgemann vom Gemeinsamen Bundesausschuss betonte im Zusammenhang mit der Videotherapie, dass die Möglichkeit zur Videotherapie die Versorgung im ländlichen Bereich langfristig vereinfachen wird. (Mit freundlicher Erlaubnis von e.relation vom 19.10.2022) „...Gerade im ländlichen Raum kann die Videobehandlung dazu beitragen, lange Fahrtwege einzusparen..." Der Bundesausschuss weist darauf hin, dass die Therapie sachgerecht angewendet werden muss. Eine Weiterbildung im Bereich Telemedizin/Videotherapie ist somit in der Zukunft unausweichlich und notwendig.

Quelle:
https://www.healthpolicy-online.de/news/gemeinsamer-bundesauschuss--ermoeglicht-heilmittelbehandlungen-auch-per-video

5.1 Chancen und Möglichkeiten für die Physiotherapie durch die Videotherapie

In der Möglichkeit der Leistungserbringung Videophysiotherapie liegen große Chancen für die Physiotherapie:

- Verbesserung der Situation des Fachkräftemangels
- Neue Geschäftsmodelle

5.1.1 Verbesserung der Situation des Fachkräftemangels

Die digitale Physiotherapie kann zur Verbesserung des Fachkräftemangels für die physiotherapeutischen Unternehmen führen.

Ausgebildete Berufsangehörige der Physiotherapie, die dem Gesundheitsmarkt aufgrund einer persönlichen Situation nicht mehr zur Verfügung stehen, können über die Videotherapie reaktiviert werden.

Hierunter fallen zum Beispiel:

- Menschen im Ruhestand,
- Eltern in Elternschaft,
- körperlich Beeinträchtigte (mit bestehenden Krankheiten, die das Arbeiten in der Praxis normalerweise nicht möglich machen),
- Studierende, die ihren erlernten Beruf erst einmal für ein Studium verlassen haben.

5.1.2   Neue Geschäftsmodelle entstehen

Der digitale Markt öffnet sich. Die Vernetzung von Praxen und Behandelten im Internet eröffnet neue Geschäftsmodelle für die physiotherapeutischen Einrichtungen. Die Therapie ist nicht mehr unmittelbar abhängig von Zeit und Raum.

- Die digitale Physiotherapie kann als Grenzen überschreitende Physiotherapie angeboten werden.
- Eine physiotherapeutische Behandlung kann z. B. von einer Praxis in NRW aus organisiert, von Kiel aus, in Bayern stattfinden.
- Ebenso können Gruppenangebote, die sich in verschiedenen Städten und Ländern befinden, angeboten werden.
- Die Videotherapie verbessert die Versorgungschancen in strukturarmen Gegenden. Damit wird die physiotherapeutische Versorgung der Bevölkerung verbessert.
- Für Arbeitgeber besteht die Pflicht, gesundheitliche Prävention für ihre Mitarbeitenden anzubieten. In § 20 SGB V wird die primäre Prävention und Gesundheitsförderung festgelegt. „(1) Die Krankenkasse sieht in der Satzung Leistungen zur Verhinderung und Verminderung von Krankheitsrisiken (primäre Prävention) sowie zur Förderung des selbstbestimmten gesundheitsorientierten Handelns der Versicherten (Gesundheitsförderung) vor." (Quelle: *https://www. sozialgesetzbuch-sgb.de/sgbv/20.html*, Stand: Zuletzt geändert durch Art. 8 Abs. 9 G v. 27.9.2021 I 4530)
- Digitale Firmenbetreuung, im Sinne der Prävention als digitale Physiotherapie, ist möglich. Teilnehmer verschiedener Firmen können gleichzeitig betreut werden.
- Durch die Veränderung in unserer Arbeitswelt sind immer mehr Menschen im Homeoffice tätig. Präventive Möglichkeiten im Homeoffice sind jederzeit digital abrufbar. Eine digitale Physiotherapie bietet ein zeitgerechtes Präventionsangebot. Seit dem 1. Januar 2008 wird die Förderung der Mitarbeitergesundheit mit bis zu 600 € über die Steuerfreiheit des § 3 Nummer 34 Einkommensteuergesetz (EStG) unterstützt.

In der Corona-Pandemie war es Standard, im „Homeoffice" zu arbeiten. Das gilt heute nicht mehr. Es gibt für Arbeitsuchende keinen generellen Anspruch auf Homeoffice. Es können allerdings Vereinbarungen zum Homeoffice im Arbeitsvertrag vereinbart werden. Für den Arbeitsplatz zu Hause gibt entsprechende Vorgaben.

5.2   Welche Vorschriften gelten für den Arbeitsplatz im Homeoffice?

Unabhängig davon, wie die Einrichtung für den Arbeitsplatz daheim ausfällt, müssen Datenschutz und Datensicherheit gewährleistet sein.

Der Arbeitgeber ist in der Regel dazu verpflichtet, die Einrichtung für den Arbeitsplatz zu Hause zur Verfügung zu stellen bzw. zu bezahlen. Er kann im Rahmen einer individuellen Homeoffice-Regelung mit dem Arbeitnehmer vereinbaren, dass dieser seine privaten Geräte (z. B. Bildschirm oder Schreibtisch) für seine Arbeit für das Unternehmen von zu Hause aus benutzen kann.

Außerdem gilt auch im Homeoffice eine Arbeitszeiterfassung, soweit diese möglich ist. Ist das technisch nicht umsetzbar, kann der Arbeitgeber anordnen, dass der Angestellte sich zu Dienstbeginn und Feierabend meldet.

Die GKV bindet die Abgabe der Videotherapie-Leistung für ihre gesetzlich kassenversicherten Patienten an zugelassene Praxisräume. Im Bereich der privaten Krankenversicherungen sieht das anders aus.

Bei einer reinen Privatpraxis sollten die Räume gewerblich nutzbar sein; möglich ist es auch, keine Räume vorzuhalten, wenn nur Hausbesuche gemacht werden oder in Betrieben gearbeitet wird. Es muss eine Anmeldung bei der Berufsgenossenschaft erfolgen. Die Arbeitsstättenverordnung muss eingehalten werden, wenn Personen angestellt werden. Außerdem müssen diese bei der Berufsgenossenschaft angemeldet werden. In einigen Bundesländern ist eine Anmeldung beim Gesundheitsamt nötig.

Zusammenfassend kann man sagen, dass die Möglichkeiten, die sich durch die digitale Physiotherapie und insbesondere die Videotherapie in der Physiotherapie ergeben, sehr vielseitig sind. Wissenschaftliche Evaluationen müssen am Ende darüber entscheiden, welche Angebote sinnvoll und nachhaltig sind.

Der Gesetzgeber hat die Möglichkeit der Videotherapie geschaffen, nun tragen die Berufsangehörigen die Verantwortung, diese Möglichkeit sinnvoll, nachhaltig und datenschutzkonform umzusetzen.

5.3   Nutzungsbedingungen Videotherapie

Die gesetzlichen Krankenkassen haben klare Vorgaben für die Durchführung der Videotherapie festgelegt (Tab. 5.1) In welcher Form welche Behandelten die Videotherapie nutzen dürfen, haben die privaten Krankenkassen offengelassen. Die privaten Krankenkassen geben kaum festgelegte Bedingungen vor.

Tab. 5.1 Videotherapie laut Heilmittelkatalog. (Mit freundlicher Erlaubnis Physio Deutschland vom 20.10.2022)

Positionsnummer	Physiotherapeutische Maßnahme	Anzahl der Behandlung der telemedizinischen Leistung	Preis in € (Stand 8/2022)
X0521	KG als Einzelbehandlung	50 % der verordneten Behandlungseinheiten	24,08
X0621	KG als Gruppenbehandlung (2–5 Patienten)	50 % der verordneten Behandlungseinheiten	10,78
X0722	KG bei Atemwegserkrankungen, KG-Mukoviszidose (KG-Muko) als Einzelbehandlung	50 % der verordneten Behandlungseinheiten	72,26
X0728	KG ZNS-Kinder nach Bobath, bis zum 18. Lebensjahr	Bis zu 3 Behandlungseinheiten	47,80
X0720	KG ZNS nach Bobath nach dem 18. Lebensjahr	Bis zu 3 Behandlungseinheiten	38,24
X1221	MT als Einzelbehandlung	Bis zu 1 Behandlungseinheit	28,92

Quelle: https://www.physio-deutschland.de/fileadmin/data/bund/news/pdfs/05052022__Faktenblatt_Videotherapie.pdf

5.3.1   Nutzungsbedingungen für Kassenpatient:innen

Heilmittelerbringende der Physiotherapie, die ebenso telemedizinisch per Videodienst behandeln können, unterliegen dem Vertrag nach § 125 Abs. 1 SGB V zwischen dem Spitzenverband Bund der Krankenkassen (GKV-Spitzenverband, K.d.ö.R) Berlin und den Berufsverbänden der Physiotherapeuten über die Versorgung mit Leistungen (Vertrag nach § 125 Absatz 1 SGB V) über die Versorgung mit Leistungen der Physiotherapie und deren Vergütung – Lesefassung nach der Ergänzungsvereinbarung vom 04.04.2022 (gkv-spitzenverband.de).

Damit die Videosprechstunde, -betreuung und telemedizinische Leistung (per Video) sicher genutzt werden kann, hat der Gesetzgeber den GKV-Spitzenverband und die jeweiligen Spitzenorganisationen der Leistungserbringer auf Bundesebene damit beauftragt, die technischen Anforderungen an die Videosprechstunde und -betreuung zu regeln. Dies ist in dem genannten Vertrag geschehen, in dem die Festlegungen zu den technischen Anforderungen an die Videosprechstunde und -betreuung sowie telemedizinischen Leistungen (per Video) im Benehmen mit dem Bundesamt für Sicherheit in der Informationstechnik, dem Bundesbeauftragten für Datenschutz und der gematik formuliert sind. Die entsprechenden Regelungen unterliegen der Prüfung und Rechtsaufsicht des Bundesministeriums für Gesundheit.

Der GKV-Spitzenverband und seine jeweiligen Vertragspartner sind übereingekommen, dass Anbieter von Diensten zur Durchführung von Videosprechstunden und telemedizinischer Leistungen (per Video) den Nachweis über die Einhaltung der Anforderungen an den Datenschutz und die Informationssicherheit führen müssen. Die Umsetzung bestimmter funktionaler Aspekte ist vom Anbieter zu erklären. Grundlage dafür ist im Bereich der Physiotherapie Anlage 8 des Vertrages nach

§ 125 Absatz 1 SGB V über die Versorgung mit Leistungen der Physiotherapie und deren Vergütung (Anlage 8_Technische Voraussetzungen für die Erbringung telemedizinischer Leistungen gemäß § 125 Absatz 2a Nr. 2 SGB V zum Vertrag nach § 125 Abs. 1 SGB für Physiotherapie (gkv-spitzenverband.de).

In dieser Anlage 8 sind Einzelheiten hinsichtlich Qualität und Sicherheit sowie Anforderungen an die technische Umsetzung geregelt.

• Der Geltungsbereich umfasst derzeit ausschließlich die Erbringung telemedizinischer Leistungen per Videodienst. Als Videodienstanbieter werden Unternehmen bezeichnet, die Dienste zur Durchführung von telemedizinischen Leistungen gemäß Absatz 2 anbieten. (§ 1)
• Der GKV-Spitzenverband führt auf seinen Webseiten ein Verzeichnis der Videodienstanbieter, die eine Bescheinigung entsprechend der jeweiligen sektoralen Regelungen vorgelegt haben. Diese Bescheinigung ist zum Ende der Laufzeit der Nachweise erneut vorzulegen.
• Der Videodienstanbieter hat die sich aus § 2 und § 2a der Anlage 31b (BMV-Ä) in der jeweils gültigen Fassung ergebenden Anforderungen an den Datenschutz und die Informationssicherheit einzuhalten. (§ 2 Abs. 1)
• Der Leistungserbringende darf nur Videodienstanbieter nutzen, die Anforderungen gemäß § 5 erfüllen und die erforderlichen Nachweise erbracht haben. (§§ 3 Abs. 2, 5)
• Der gemäß zugelassene Leistungserbringende hat die für die Verarbeitung personenbezogener Daten die rechtlichen Rahmenbedingungen zu beachten, die sich insbesondere aus den Vorschriften der Datenschutzgrundverordnung (DSGVO), des Bundesdatenschutzgesetzes (BDSG) sowie des Fünften Sozialgesetzbuchs (SGB V) und – soweit anwendbar – des Zehnten Sozialgesetzbuchs (SGB X) ergeben. (§ 2 Abs. 2)
• Im Hinblick auf die Sicherheit der Verarbeitung der Daten und IT-Systeme haben zugelassene Leistungserbringende zu gewährleisten, dass die erforderlichen technischen und organisatorischen Maßnahmen eingehalten werden. (§ 2 Abs. 3)
• Leistungserbringende informieren die Versicherten über die telemedizinische Leistung entsprechend den Anforderungen gemäß § 4 und holen eine Einwilligung der Versicherten in die Datenverarbeitung des genutzten Videodienstanbieters ein, welche die Anforderungen des Artikel 9 Abs. 2a in Verbindung mit Artikel 7 DSGVO erfüllt. (§ 3 Abs. 1 Satz 1)
• Bei telemedizinischen Leistungen im Rahmen von Gruppen stimmen alle der Zuschaltung der betroffenen Personen via Internet zu, ansonsten ist eine Teilnahme nicht möglich. (§ 3 Abs. 1 Satz 2)
• Die Teilnehmenden sind sich einig, dass die Teilnahme an der telemedizinischen Leistung für alle freiwillig ist. (§ 4 Abs. 1 Satz 1)
• Die telemedizinische Leistung hat zur Gewährleistung der Datensicherheit und eines störungsfreien Ablaufes in geschlossenen Räumen, die eine angemessene Privatsphäre sicherstellen, stattzufinden. Zu Beginn der telemedizinischen Leistung hat auf beiden Seiten eine Vorstellung aller im Raum anwesenden Personen

zu erfolgen. Aufzeichnungen zur Dokumentation der Behandlung sind während der telemedizinischen Leistung nur mit Einwilligung gestattet. (§ 4 Abs. 2 f.)

- Auch bei Versicherten muss eine stabile Internetverbindung mit ausreichender Bandbreite vorhanden sein. (§ 4 Abs. 1 Satz 4)

Bei gesetzlich versicherten Personen hat der Gesetzgeber sehr eindeutige Voraussetzungen zur Video-Physiotherapie vorgeschrieben:

- Behandlung in der Form der Videotherapie sind bei bestimmten Leistungspositionen und bei bestimmten Leistungsgruppen möglich (siehe Anhang 1). Die Leistungsbeschreibungen entsprechen denen der Echtzeit-Vor-Ort-Behandlung. Die Vergütung ist ebenfalls gleich.
- Die Behandlung findet freiwillig statt.
- Gegenseitiges schriftliches Einverständnis zwischen stellen die Bedingung zur Behandlung dar. Dieses Einverständnis darf jederzeit zurückgezogen werden.
- Nach erfolgter Aufklärung muss das beiderseitige Einverständnis zur Videotherapie unterschrieben und dokumentiert werden.
- Behandelte Personen müssen körperlich, psychisch, medienkompetent und technisch in der Lage sein, an der Videotherapie teilzunehmen.
- Die Videotherapie darf keine Bedingung für die Behandlung im entsprechenden Unternehmen darstellen.
- Die Behandlung muss aus den Räumen einer zugelassenen Praxis aus vorgenommen werden. Homeoffice ist nicht erlaubt.
- Die Umgebung muss störungsfrei und ruhig sein.
- Die Privatsphäre muss immer gesichert sein.
- Die erste Behandlung muss vor Ort in der Praxis/der Einrichtung 1:1 durchgeführt werden.
- Die Videobehandlung wird zeitsynchron in Echtzeit durchgeführt.
- Vorabaufzeichnungen und Aufzeichnungen der Therapie sind nicht erlaubt.
- Nach Möglichkeit sollen alle Behandlungen einer Heilmittelverordnung von derselben Person durchgeführt werden.
- Gruppenbehandlungen sind möglich.
- Bei Unsicherheit muss die videotherapeutische Behandlung in der Praxis als 1:1-Behandlung durchgeführt werden.
- Der Videodienst muss zertifiziert sein (siehe technische Voraussetzungen Abschn. 5.3.3).
- Praxis benötigt ein internetfähiges Endgerät sowie ein Programm eines zertifizierten Videodienstanbieters als technische Voraussetzung (siehe Abschn. 5.3.3 Technische Voraussetzungen des Softwareanbieters).
- Die Technik muss vor dem Behandlungstermin prüfbar sein, um Störungen der Therapie zu verhindern.
- Auf der Heilmittelverordnung wird die videotherapeutische Leistung mit dem Kürzel V für Videotherapie vermerkt.
- Die Unterschrift der Behandelten erfolgt entweder digital (Vorteil der TI), per Fax oder per Unterschrift beim nächsten Präsenztermin in der Praxis (Abb. 5.2).

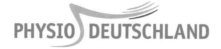

Empfehlungen zur Durchführung von Videobehandlungen (Stand 26. März 2020, 14 Uhr)

Die Corona/Covid-19 Krise erfordert unbürokratische Schritte, um die Versorgung mit Heilmitteln zumindest in Teilen sicherzustellen. Es ist daher ein erforderlicher Schritt, dass die Spitzenverbände der Krankenkassen auf Empfehlung der Berufsverbände die Möglichkeit eröffnet haben, Onlinebehandlungen/Videobehandlungen zu ermöglichen.

Voraussetzung für die Durchführung einer Videobehandlung
- Einwilligung des Versicherten
- Darf in Räumen durchgeführt werden, die Privatsphäre bieten
- Die eingesetzte Technik muss eine angemessene gegenseitige Kommunikation gewährleisten.
- Eines der folgenden Heilmittel ist verordnet:
  - „Bewegungsübungen/orthopädisches Turnen" (X0301),
  - „Atemgymnastik" (X0302)
  - „Atem- und Kreislaufgymnastik" (X0303),
  - „Krankengymnastische Behandlung, auch Atemgymnastik, auch auf neuro-physiologischer Grundlage als Einzelbehandlung" (/X0501)
  - „Krankengymnastik auf neurophysiologischer Grundlage, auch Atemtherapie bei cystischer Fibrose (Mucoviscidose) (X0701)
  - „Krankengymnastik, auch Atemtherapie, bei Mucoviscidose und schweren Bronchialerkrankungen, 60 Min." (X0702)

Ob der Patient durch eine Videobehandlung therapiert werden kann, obliegt ausschließlich dem zu behandelnden Physiotherapeuten*in. Sie können sich an den folgenden Kriterien orientieren:

Der Patient…
- ist kognitiv in der Lage, Bewegungsaufträge ohne taktile Reize umzusetzen.
- ist nicht sturzgefährdet.
- hat eine Erkrankung, die keine besondere Schutzmaßnahmen bedarf (z.B. Bewegungslimitierung), welche durch den Therapeuten sichergestellt werden müssen.

Grundsätzlich schließt die Empfehlung auch die Betreuung von Neupatienten per Videobehandlung nicht aus.

Empfehlungen zu technischen Voraussetzungen
Die Hürden sind hierfür richtigerweise sehr niedrig.

Laut aktueller Empfehlung der Kostenträger können Sie jedes Videosystem nutzen, welches eine „angemessene gegenseitige Kommunikation gewährleistet" – also so gut wie jedes System.

Wir empfehlen, dass sowohl der Therapeut als auch der Patient mit kabellosen Kopfhörern arbeitet, sodass eine perfekte Kommunikation ohne störende Kabel oder Nebengeräusche funktionieren kann. Mindestens jedoch der Therapeut sollte mit kabellosen Kopfhörern arbeiten, damit er beispielsweise Bewegungsaufträge vormachen und gleichzeitig sprechen kann.

Wir empfehlen feste Videosysteme an einem PC, idealerweise mit externer Kamera (nicht eingebaute Kamera im Notebook), damit sie flexibel sein können. In jedem Fall sollten der Therapeut und der

Abb. 5.2 Beispiel Einverständniserklärung zur Videotherapie. *Beispiel Physio-Deutschland, Berufs-verband der Physiotherapeuten: Empfehlungen zur Durchführung von Videobehandlungen (Stand 26. März 2020, 14 Uhr).* (Mit freundlicher Erlaubnis vom Verband Physio-Deutschland vom 17.10.2022)

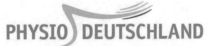

Patient die Hände frei haben, was den Einsatz von Handykamera schwieriger macht. Hier muss gegebenenfalls für Stativ/Halterungen gesorgt werden.

Der Datenschutz ist gemäß der DSGVO zu beachten.

Auswahl des Videosystems? *
Beispielhaft bekannte Systeme sind u.a.

- Google Hangout
- Google Duo
- Microsoft Skype
- Microsoft Teams
- Facebook Messenger
- Zoom.us

* Die Liste ist nicht vollständig, Die benannten Systeme wurden nicht unter DSGVO-Gesichtspunkten geprüft. Bitte beachten Sie, dass die Videobehandlung nur über eine sichere Datenverbindung durchgeführt werden darf.

Es können aber natürlich auch branchenspezifische Softwarelösungen zum Einsatz kommen, welche schon vielfach am Markt bestehen. Hierbei empfehlen wir, die Softwarelösung nach den folgenden Kriterien zu beurteilen:

- Wie leicht erhält der Patient Zugang zum System?
  Muss er zum Beispiel eine Software runterladen oder kann er sich über eine Website einbinden?
- Kann neben der Übertragung von Ton und Bild auch gechattet werden?
- Welchen Stellenwert hat die Einhaltung der DSGVO?
- Ist der Anbieter ggf. z.B. zur *Videosprechstunde der Ärzte* von der KVB zertifiziert und hat entsprechende Nachweise?
- Bietet die Software ggf. Zusatzmöglichkeiten wie Übungsprogramme/-aufgaben, Aufzeichnung der Therapiesitzung etc. an?

Abrechnung der Videobehandlung
Das Empfehlungsschreiben sieht eine Dokumentation der Behandlung wie folgt vor:

Auf der Rückseite der Verordnung ist die Therapie als Videobehandlung „V" oder „Video" zu kennzeichnen und von dem Therapeuten zu bestätigen.

Zur Bestätigung der Behandlung schickt der Patient, nach der Behandlung, eine E-Mail mit dem Wortlaut:

„Hiermit bestätige ich, <NAME>, den Erhalt einer Videobehandlung am <DATUM> durch die Praxis <PRAXISNAME/THEAPEUT>."

Diese E-Mail muss <u>nicht</u> zur Abrechnung beigelegt, sondern lediglich als Nachweis archiviert werden.

Abb. 5.2 (Fortsetzung)

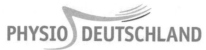

Einwilligungserklärung zur Teilnahme an der Videobehandlung

Hiermit erkläre ich:

Name	Vorname	Geburtsdatum

Straße	Postleitzahl Wohnort

E-Mail-Adresse	Tel. Nr.

durch die Mitarbeiter der Praxis _____ ausreichend über den Ablauf der physiotherapeutischen Videobehandlung sowie deren technische Voraussetzungen und datenschutzrechtliche Sicherheitsaspekte in Kenntnis gesetzt worden zu sein.

Mir ist bekannt, dass die Teilnahme an der Videobehandlung freiwillig ist und die Nutzung für mich keine weiteren Kosten verursacht, da dies auf der Grundlage meiner ärztlichen Verordnung zur Physiotherapie abgedeckt wird.

Ich versichere, dass

- die Videobehandlung in einem geschlossenen Raum und ruhiger Umgebung stattfindet, damit die Behandlung ungestört und unter Gewährleistung der Datensicherheit erfolgt.
- anwesende Personen im Raum zu Beginn vorgestellt werden.
- anwesende Hilfspersonen auf den Geheimnisschutz und Datenschutz hingewiesen werden.
- ich keine Bild- und/oder Tonaufzeichnungen mache.
- Mir die technisch erforderlichen Voraussetzungen für die Nutzung der Videobehandlung zur Verfügung stehen.

Ich bin damit einverstanden, dass meine Daten (Name, Vorname, Geburtsdatum, E-Mail-Adresse, Termin mit Datum, Uhrzeit und Dauer) zur Dokumentation der stattgefundenen Videobehandlung gespeichert werden. Diese Daten dienen einzig zu Dokumentations-zwecken und werden nicht an Dritte weitergegeben. Die Löschung erfolgt nach den gesetzlichen Vorgaben.

Mir ist bekannt, dass ich diese Einwilligungserklärung jederzeit widerrufen kann. Hierfür ist eine mündliche Mitteilung an meinen Physiotherapeuten ausreichend.

Durch meine Unterschrift erkläre ich vorstehende Einwilligung als erteilt und die Kenntnisnahme der Erläuterungen zur Datenverarbeitung im Rahmen der Videosprechstunde.

Ort, Datum	Unterschrift des Patienten

Abb. 5.2 (Fortsetzung)

5.3.2   Nutzungsbedingungen für Privatversicherte

Allgemein gilt für privatversicherte Personen, dass eine Heilmittelverordnung, eine physiotherapeutische Anwendung in Form der Videotherapie, grundsätzlich zum Leistungskatalog der PKV gehört. Die Behandlung kann von der privaten Krankenversicherung erstattet werden. Die Höhe der Übernahme der Kosten ergibt sich aus den Tarifverträgen, die mit den privaten Krankenversicherungen abgeschlossen wurden. Der Vertrag einer privaten physiotherapeutischen Behandlung wird direkt und ausschließlich zwischen dem Heilmittelerbringer und den Behandelten geschlossen. Somit ist es allein die behandelte Person, die die Rechnung der erbrachten Leistung in Rechnung gestellt bekommt und diese Rechnung auch begleichen muss. Sie kann die Rechnung im Anschluss der verordneten Behandlungen an die private Krankenkasse weiterleiten und bekommt gemäß ihres Versicherungsvertrages die entstandenen Kosten erstattet.

Vor Beginn der Videotherapie müssen die Preise für eine videotherapeutische physiotherapeutische Leistung mitgeteilt werden. Es empfiehlt sich wie immer bei der Behandlung, im Vorfeld einen Behandlungsvertrag abzuschließen. Dieser Vertrag bildet am Ende der Behandlungen die Grundlage für eine unkomplizierte Abrechnung.

Behandelte sollten vor Behandlungsbeginn bei ihren privaten Krankenkassen nachfragen, in welcher Höhe die jeweiligen Leistungen erstattet werden. Auch, ob besondere Rahmenbedingungen die Voraussetzung für die Übernahme der Videotherapie erfüllen, kann bei den Kassen erfragt werden. Allgemein findet man folgende Vorgaben von privaten Krankenversicherungen auf dem Internetportal des PKV-Verbands (Service Portal für privat versicherte Patienten).

Empfehlungen für die Physiotherapie als Videotherapie:

- Es muss eine ärztliche Verordnung vorliegen.
- Die verschriebene physiotherapeutische Leistung muss als Videotherapie durchzuführen sein. Therapien, wie z. B. die manuelle Therapie, sind in der Regel nur teilweise als Videotherapie durchführbar, da die meisten Behandlungstechniken manuell am Patienten ausgeführt werden müssen. Bestimmte Leistungen aus der manuellen Therapie, wie z. B. Erläuterungen, Anleitung zu aktiven Übungen usw. können jedoch sehr wohl per Online-Sitzung durchgeführt werden.
- Die Behandlung muss in Echtzeit, zeitsynchron, live, per Videostream stattfinden. Therapie-Aufzeichnungen werden nicht als Leistung anerkannt und demzufolge von den privaten Kassen nicht erstattet.

Patientenverträge und Datenschutzerklärung (Abb. 5.3)
Videotherapie bei privatversicherten Personen darf von überall her nach überall hin durchgeführt werden. Hier besteht keine festgelegte Einschränkung. Leistungserbringungen aus dem Homeoffice heraus ist nicht verboten.

Genauso wie bei gesetzlich versicherten Personen, muss der geschützte Rahmen für den Patienten eingehalten werden (Abb. 5.4).

Datenschutz- und Einwilligungserklärung

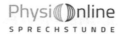

Einwilligungserklärung zur Physiotherapeutischen Videotherapie

Die Teilnahme an der Online-Videotherapiesitzung ist freiwillig.

Privatleistungen werden nach der Praxisgebührenordnung in Rechnung gestellt.

Findet die Behandlung auf Grundlage einer Kassenärztlichen Verordnung statt, so entstehen dem Teilnehmer keine weiteren Kosten, da die Vergütung vollständig über die Verordnung abgedeckt ist. Vor der Behandlung werden die Daten (Name, Vorname, Geburtsdatum, E-Mail-Adresse, Termin mit Datum, Uhrzeit und Dauer) zur Dokumentation gespeichert. Die Daten dürfen nicht an Dritte weitergegeben werden. Sie werden nach der gesetzlichen Aufbewahrungspflicht gespeichert.

Angaben des Teilnehmenden:

Name, Vorname

Hannes wurst

SCHLIESSEN

Abb. 5.3 Patientenvertrag und Datenschutzerklärung Physio-Deutschland. (Mit freundlicher Erlaubnis vom Verband Physio-Deutschland vom 17.10.2022)

Abb. 5.4 Videotherapie ist von überall her möglich und macht Freude. (© fizkes/Getty Images/iStock)

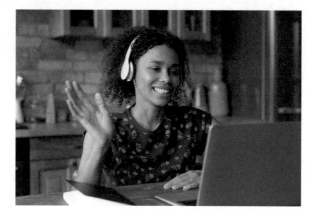

- Die Privatsphäre muss geschützt sein.
- Die Umgebung muss störungsfrei und ruhig sein.
- Die Technik muss funktionieren, um Störungen in der Therapie zu verhindern.
- Es dürfen keine Videoaufzeichnungen stattfinden.
- …

5.3.3   Technische Voraussetzung des Softwareanbieters

Bedingungen zur Videotherapie sind im Rahmenvertrag mit dem GKV-Spitzenverband unter der Anlage 8 formuliert:

Die Software für die Videotherapie in der Physiotherapie muss folgende Möglichkeiten enthalten:

- Eine festgeschriebene Qualität und Sicherheit müssen gewährleistet sein. Der Dienst muss zertifiziert sein.
- Synchrone Kommunikation in Echtzeit.
- Der Videodienstanbieter muss dem Datenschutz nach der DSGVO des Bundesdatenschutzgesetzes und de SGB V gewährleisten.
- Der Informationssicherheit muss Sorge getragen werden.
- Information und freiwillige Einwilligung müssen möglich sein.
- Teilnahme muss ohne vorheriges Registrieren möglich sein.
- Ton- und Bildqualität sollen möglichst stabil sein; Schwankungen müssen vom System ausgeglichen werden können.
- Kamera, Mikrofon und Technik müssen vor der Therapie überprüfbar sein.
- Werbung ist verboten.

5.4   Ausstattung und Vorbereitung

Die Materialien, die für die Videotherapie benötigt werden, sind überschaubar. Neben dem Computer mit den entsprechenden Möglichkeiten der Internetnutzung und dem Bildschirm für die Videotherapie benötigt man (Abb. 5.5):

- ein Mikrofon,
- einen Lautsprecher,
- eine Kamera.

Mit einem zusätzlichen Headset kann man mit der Videotherapie starten (Abb. 5.6).

Um gute Ton- und Bildqualität zu gewährleisten, lohnt sich die Investition in ein qualitativ hochwertiges Equipment.

Abb. 5.5   Arbeitsplatz

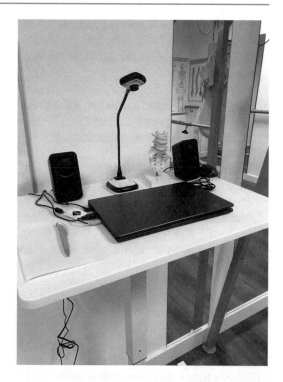

Abb. 5.6   Kopfhörer

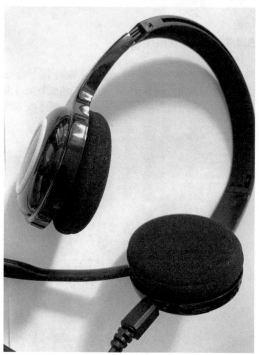

5.4.1 Webcam – Kamerasysteme

Wichtig für die Webcam für die Videotherapie sind folgende technischen Voraussetzungen:

- HD-Videogespräche; z. B. Ultra 4K HD-Auflösung (4-mal höheren Auflösung zur Verbesserung der Qualität)
- Mikrofon mit Geräuschunterdrückung
- Weitwinkel
- Kompatibel mit Video-Software
- Eventuell Zoom
- Automatische Lichtanpassung mit optimaler Beleuchtung in allen Beleuchtungssituationen (Gegenlicht und schlechte Beleuchtung)

Die Webcam-Systeme verfügen meist schon über ein eingebautes Mikrofon (Abb. 5.7).

5.4.2 Mikrofon

Die Qualität der Tonübertragung ist sehr unterschiedlich. Für eine bessere Tonqualität lohnt es sich in ein zusätzliches externes Mikrofon zu investieren. Externe Mikrofone haben eine bessere Tonqualität als Headset-Mikrofone.

5.4.3 Beleuchtung

Je nachdem, zu welcher Tageszeit oder in welcher Lichtumgebung man die Videotherapie abhält, verbessert eine zusätzliche Lichtquelle die Lichtqualität. Diese

Abb. 5.7 Webcam

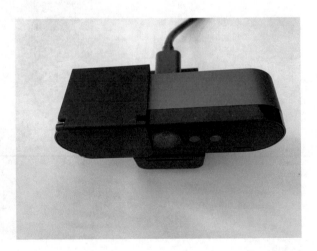

Lichtquellen sind oft als Ringlicht konstruiert. Ringlichter sorgen bei der Videoübertragung für die richtige Ausleuchtung und sind transportabel einsetzbar. Das Ringlicht bewirkt, dass die Augen des Gegenübers geschont werden. Gleichzeitig wird das eigene Gesicht optimal ausgeleuchtet und das Gegenüber kann die Gesichtsmimik und den Gesichtsausdruck des Gesprächspartners besser erkennen.

5.4.4 Externe Lautsprecherboxen

Desktop-PCs besitzen heutzutage häufig keine eingebauten Lautsprecher mehr. Deshalb sind externe Lautsprecher notwendig. Bei einem Rechner mit integrierten Lautsprechern, ist die maximale einzustellende Lautstärke oft sehr gering. Externe Lautsprecher lösen dieses Problem.

5.4.5 Dokumentenkamera

Die meisten Softwaresysteme für die Videotherapie bieten die Möglichkeit an, zwischen unterschiedlichen Kameras zu wechseln. Das Wechseln der Kamera bietet verschiedene Möglichkeiten in der Therapie.

Wechsel zu einer Dokumentenkamera
Die Dokumentenkamera hat eine starke Zoomfunktion. Dadurch können wichtige Informationen, wie z. B. ein Bild in einem Buch, herangezoomt und dem Patienten gezeigt und erklärt werden (Abb. 5.8). Die Dokumentenkamera kann auch dafür genutzt werden, dass in der Therapiesitzung Details auf einem Blatt aufzeichnet werden (Abb. 5.9). Auch bei der Behandlung von z. B. den Händen, kann die Zoomfunktion zur besseren Darstellung genutzt werden (Abb. 5.10).

Abb. 5.8 Dokumentenkamera

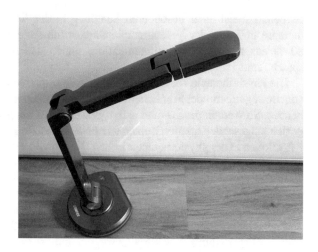

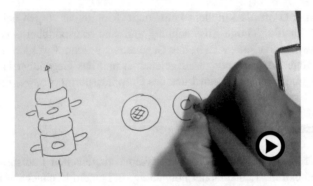

Abb. 5.9 Beispiel 1 für den Einsatz der Dokumentenkamera (Video)
(▶ https://doi.org/10.1007/000-bgg)

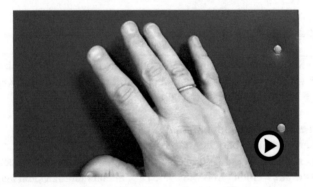

Abb. 5.10 Beispiel 2 für den Einsatz der Dokumentenkamera (Video)
(▶ https://doi.org/10.1007/000-bgf)

5.5 Besonderheiten in der Kommunikation

Es bedarf meist einer besonderen Schulung in der Kommunikation, um Physiotherapie in Form der Videotherapie durchzuführen. Kommunikation besteht zu 80 % aus nonverbaler Kommunikation, findet also überwiegend über Körpersprache statt.

Die Physiotherapie vor Ort benutzt neben dem sprachlichen Kontakt Anleitungen von Bewegungen oder Ähnlichem über den Körperkontakt mit den Therapeutenhänden. So werden passive und aktive Bewegungen unterstützt. Für Techniken mit gezielt eingesetzten taktilen Reizen wie PNF, manuelle Therapie usw. sowie bei den Palpationen in der physiotherapeutischen Diagnostik, werden die Hände eingesetzt. Diese Möglichkeit gibt es in der Videotherapie nicht.

In der Video-Physiotherapie ist während des Videokontaktes eine genaue und nachfragende Kommunikation, unterstützt durch gezielt eingesetzte Körpersprache, elementar. Die Physiotherapie als Videotherapie sollte nicht als ein eher statisches Setting durchgeführt werden, sondern durch betonte Sprache, Zuhören, Mimik, Gestik, Körperhaltung und Körperbewegung unterstützt werden.

5.5.1 Die Stimme

Während der Behandlung muss die Stimme bewusst eingesetzt werden. Langsam, deutlich und betont eingesetzte Sprache hilft, Worte und deren Bedeutung zu verstehen und daraufhin Anweisungen praktisch umzusetzen. Daneben ist es wichtig, im Gespräch stimmlich immer authentisch zu bleiben. Wird zu langsam, zu betont, und in der Stimme zu tief oder zu hoch gesprochen, so erweckt das beim Zuhörenden eher einen „komischen" Eindruck. Belächelt und nicht ernst genommen werden können als Reaktion erfolgen.

Jede Person muss für sich einen individuellen Weg in der Kommunikation finden. Als Hilfe dienen hierbei die Intervision und Reflexion in Übungsbehandlungen mit Kollegen, die helfen, den Weg zur eigenen Unterrichtsstimme und -sprache zu finden.

5.5.2 Gestik und Mimik

Dem Gesprächspartner in die Augen schauen und ihn mit der eigenen Gestik und Mimik zu fesseln, muss geübt werden. Augenkontakt stellt die direkte Verbindung zum Gegenüber im Gespräch her. Mimik und Gestik unterstreichen hierbei die Aussagen des Sprechers (Abb. 5.11).

Wie die Sprache und die Stimme, so muss auch die Mimik und Gestik dem Videosetting angepasst werden. Bewegungen vor der Kamera, wie das Einsetzen der Hände, finden langsamer und bewusster statt als in einem direkten physischen Gegenüber zum Probanden. Eine Möglichkeit, dem Gegenüber zu spiegeln, dass man genau zuhört, ist z. B. das langsame Nicken des Kopfes beim Zuhören.

„… ein dezentes Nicken mit dem Kopf wird hierzu verlängert …"
(Quelle: Videotherapie und Videosupervision, Praxishandbuch für Psychotherapie und Beratung online, S. Hartmann-Strauss, Springer Verlag Berlin 2020, S 53)

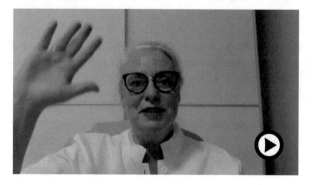

Abb. 5.11 Video zu Mimik und Gestik (▶ https://doi.org/10.1007/000-bgh)

Auch beim Einsatz der Mimik und der Gestik ist es entscheidend, authentisch zu bleiben. Zu wenig und zu viel Mimik und Gestik können hinderlich für eine gute Kommunikation sein. Reflektieren Sie sich immer wieder selbst und im Team.

5.5.3 Begrüßung und Verabschiedung

Eine freundliche und höfliche Begrüßung und Verabschiedung im Videosetting ist wichtig für eine gute Kommunikation. Zur Begrüßung lässt sich ein offener und klarer Blick mit einem langsamen, einmaligen Kopfnicken (wie bei der Betonung eines „Ja") und einem Lächeln kombinieren. So brechen Sie Vorbehalte und eventuelle Unsicherheiten runter und die Kommunikation ist eröffnet. Da wir einander in der Videotherapie keine Hände schütteln können, bietet oft ein freundliches Winken oder Kopfnicken eine Möglichkeit sich zu begrüßen und zu verabschieden. Im Laufe der Zeit werden individuelle Formen in der Videokommunikation gefunden. Üben und einsetzen, Fehler erkennen und verbessern, das ist der Weg, der am Ende zu einem guten und zufriedenstellenden Resultat für beide Seiten führen wird.

Üben Sie Übungsanleitungen gezielt während ihres normalen Praxisalltags. Versuchen Sie in der Behandlung vor Ort, ohne den Einsatz von Händen, dem Teilnehmenden Übungen zu erklären und anzuleiten. Fragen Sie im Anschluss an diese Anleitungen nach, ob sie gut verstanden wurden oder was verbessert werden sollte. So lernen sie sowohl für Ihre Videotherapie als auch für die Therapie vor Ort, ihre Kommunikation zu verbessern.

5.6   Ausbildung Digitale Therapie

Die Ausbildung in der Physiotherapie, ob an Schulen oder Hochschulen, berücksichtigt die digitale Physiotherapie zurzeit kaum. Schaut man sich die Ausbildungs- und Prüfungsverordnung (PhysTh-APrV) genauer an, so stellt man fest, dass Ausbildungsgrundlagen für die digitale Physiotherapie nur minimal oder gar nicht zu finden sind.

Heute wird das eine oder andere zur digitalen Therapie im Unterricht an Schulen und Hochschulen mit unterrichtet. So wird versucht, wenigstens Teilinhalte zur digitalen Therapie in der Ausbildung darzustellen. Jedoch bleibt bei der Fülle der schon jetzt durch den Gesetzgeber geforderten Ausbildungsinhalte kaum Raum für eine gründliche Ausbildung in der digitalen Physiotherapie. Allerdings haben die Hochschulen die Möglichkeit, solche Inhalte in den entstehenden Masterstudiengängen der Physiotherapie anzubieten.

Wir müssen über die bestehenden Defiziten in der Ausbildung im Bereich *digitale Physiotherapie* sprechen. Die tatsächlich vorhandenen Defizite müssen in Zukunft beseitigt werden. Der Gemeinsame Bundesausschuss (G-BA) hat diese Forderung bereits am 21.10.21 für die Videotherapie gestellt.

Ausbildungsinhalte zum Thema *digitale Physiotherapie* die fehlen, können z. B. sein:

- Rechtliche Grundlagen in der Video-Physiotherapie
- Psychologie: Physiotherapeut:innen als Coach im Videosetting
- Rhetorik, Kommunikation, Zuhören
- Interkulturalität in der Videotherapie
- Abgrenzung in den Behandlungsmöglichkeiten der Videotherapie
- Physiotherapeutische Diagnostik und Behandlungsausschlusskriterien wie die Red, Yellow, Green, Black Flags, in der Video-Physiotherapie
- IT-Wissen – Teile der Telematikinfrastruktur
- Umgang mit der Technik: Frustration und Stress
- *...Quelle: PhysiOnline*

5.7 Grenzen und Gefahren der Videotherapie

Der G-BA hat die Rahmenbedingungen zur Physiotherapie als Videotherapie festgelegt. Die Bedingungen, die der G-BA gestellt hat, lassen die Grenzen zur Durchführung der Physiotherapie als Videotherapie erkennen. Alle „Hands-on-Therapien" fallen entweder aus der Verordnungsfähigkeit als Videotherapie heraus oder können nur teilweise, wie z. B. bei der Verordnung manueller Therapie, als Video-Physiotherapie durchgeführt werden. Behandeln mit den Therapeutenhänden ist über den Bildschirm schlichtweg nicht möglich.

Der G-BA unterstreicht zudem, dass höchstens 50 % der Leistungen als Videotherapie erbracht werden dürfen, da seiner Meinung nach die Physiotherapie eine Therapie ist, die in erster Linie als Vor-Ort-Therapie in einer zugelassenen Physiotherapie-Einrichtung stattfinden soll.

Erst eine wissenschaftliche Auswertung der Videotherapie wird in der Zukunft zeigen, ob dem auch wirklich so ist, oder ob die Physiotherapie bei bestimmten Diagnosen und Rahmenbedingungen genauso gut oder vielleicht sogar besser in der Videotherapie-Form, also mit räumlicher Distanz, stattfinden kann.

Wie bei jeder anderen Therapieform, muss immer beachtet werden, dass die Videotherapie, falsch oder unreflektiert ausgeführt, zu Gefahren führen kann. Die Fürsorge, Unversehrtheit und der Erhalt der Gesundheit müssen bei jeder Form der physiotherapeutischen Anwendung immer im Fokus der Therapierenden stehen.

Dafür muss der Therapierende ...

- die eigene Handlungskompetenz und die eigenen Grenzen einschätzen können,
- Wissen und per Bildschirm erkennen, wann es notwendig wird, noch einmal vor Ort in der Praxis/der Einrichtung zu behandeln, oder wenn eine direkte Aufforderung erforderlich ist, den ärztlichen Bereich erneut zu konsultieren,
- erkennen, wann Tastbefunde, genaue Inspektion, Bewegungsausmaßmessungen etc. für einen Behandlungserfolg notwendig sind, die nur in der Präsenztherapie durchgeführt werden.

(Genauer geht Abschn. 6.3 auf dieses Thema ein.)

Eindeutig ist:

Eine genaue Einschätzung via Internet kann die genaue Beobachtung vor Ort, vom Betreten bis zum Verlassen der Praxis, nicht ersetzen. Die Nur-Bild- und Tonübertragung verschlucken eventuell wichtige Informationen, die benötigt werden, um eine physiotherapeutische Diagnose immer wieder zu aktualisieren und zu spezifizieren. Diese Erkenntnis muss immer wieder überdacht werden, um den bestmöglichen Therapieerfolg zu erreichen.

5.7.1 Beispiel 1: Unterschied einer Patienten- oder Klientenbetreuung vor Ort im Vergleich zur Videotherapie ohne gezielte Fragestellung

Eins-zu-Eins-Therapie vor Ort	Videotherapie gleiche Patientin, gleicher Therapeut
Frau X hat ein Schulter-Arm-Syndrom. Es geht ihr nach den ersten Behandlungen schon besser Am heutigen Tag fällt auf, dass Frau X Schwierigkeiten hat, ihre Jacke auszuziehen. Beim Palpieren der Schulter im Behandlungsraum wird bemerkt, dass die Temperatur der betroffenen Schulter im Seitenvergleich stark erhöht ist	Frau X sitzt in einer Sportgarderobe (T-Shirt ohne Ärmel) vor dem Rechner und winkt mit dem nichtbetroffenen Arm voller Freude und motiviert bei der Begrüßung am Bildschirm zu „Guten Tag Frau X, es scheint mir, es geht Ihnen gut. Das freut mich sehr. Gibt es etwas Neues über Ihre Schulter oder können wir direkt starten?" Die Patientin antwortet: „Die Schulter tut immer noch weh – Pause –, aber das kenn ich ja und ich bin froh, wenn sie mir jetzt noch mehr Übungen zeigen. Das hilft dann bestimmt"

Erfahrene Behandelnde erkennen die kurze Redepause der Patientin in der Antwort als Warnhinweis.

Ebenso die Äußerung der Patientin X: „... das kenne ich ja..." kann mit geschultem und aufmerksamem Blick als Hinweis dienen, dass eventuell etwas nicht in Ordnung ist. Gezielte Fragen und entsprechende Antworten der Patientin auf diese Fragen, können das tatsächliche Befinden der Patientin ermitteln helfen.

Fehlt diese Aufmerksamkeit und Fragekompetenz, so können in der Therapie im Videotherapieformat sehr schnell wertvolle Informationen übersehen werden, was zum Nachteil bis hin zu einer lebensbedrohlichen Gefahr werden kann (Red Flags Abschn. 6.3.2).

Eine beeinflussende Aussage in der Kommunikation wie im Fall oben: „Guten Tag Frau X, es scheint mir, es geht Ihnen gut", lässt beim Gegenüber keine freie Erzählung zu. Sie begrenzt die Kommunikation. Gerade zu Beginn einer Therapiesitzung sollten Fragen offen gehalten werden, um das Gegenüber zur Kommunikation zu ermuntern. Um Beschwerden zu verifizieren, sind dann wiederum gezielte Fragen und auch Fragen, die nur ein Ja oder Nein zulassen, notwendig.

Was im beschriebenen Fall beim Weglassen gezielter Nachfragen nicht zu erkennen wäre, ist, dass die Schulter der Patientin ein Entzündungszeichen (hier die Temperaturerhöhung im Seitenvergleich) aufweist. Diese Erwärmung im Zusammenhang mit den Schmerzen und der Bewegungseinschränkung (Probleme beim Ausziehen der Jacke) kann ein Hinweis auf ein Entzündungsgeschehen sein (Dolor, Rubor, Calor, Tumor, Functio laesa), was folgerichtig einer ärztlichen Untersuchung und der Diagnose bedarf! Erst die Nachfrage: „Die Schulter tut immer noch weh, können Sie mir das genauer beschreiben..." führt dazu, dass wichtige Hinweise zum Status quo berichtet werden.

Das nun folgende Beispiel 2 zeigt, wie in der Videotherapiesitzung vorgegangen werden kann. Es werden gezielte Fragen gestellt, die wichtige Warnhinweise erkennen lassen sollen.

5.7.2 Beispiel 2: Einsatz gezielter Fragen in der Betreuung eines Patienten oder Klienten in der Videotherapie

Frau X sitzt in Sportgarderobe (T-Shirt ohne Arm) vor dem Rechner und winkt voller Freude und motiviert mit dem gesunden Arm zu. K wird begrüßt:

Gesprächsverlauf
Guten Tag Frau X. Zunächst einmal möchte ich sie fragen, wie es ihnen geht.
Die Schulter tut immer noch weh – Pause –, aber das kenn ich ja und ich bin froh, wenn sie mir jetzt noch mehr Übungen zeigen. Das hilft dann bestimmt.
Sie haben gesagt, die Schulter tut ihnen weh. – Auf einer Schmerzskala von 0 bis 10, 0 sind keine Schmerzen und 10 sind unerträgliche Schmerzen, wo würden Sie Ihre Schmerzen heute sehen?
Oh, ich glaube schon bei 6.
Beim letzten Mal lagen ihre Schmerzen bei 3. Ist in den letzten Tagen etwas Besonderes passiert? Ist Ihnen noch etwas an Ihrer Schulter aufgefallen?
Ja, ich glaube ich habe es etwas übertrieben, ich habe die Fenster geputzt.
Legen Sie bitte Ihre Hände auf Ihre Schultern. Wie fühlen sich die Schultern an?
Komisch, meine rechte Schulter, die immer so weh tut, ist ganz heiß im Vergleich zur anderen.
Können Sie bitte einmal beide Arme nach oben nehmen.
Patientin versucht die Bewegung. Sie gelingt ihr nicht.
Das geht nicht, ich kann den betroffenen Arm nicht so hochnehmen wie den anderen Arm, das tut wirklich sehr weh. "

In diesem Beispiel wurde nun gezielt nachgefragt. Über genaues Zuhören, genaue Beobachtung und gezieltes Nachfragen können wichtige Symptome der Patientin auch in der Videotherapie erkannt werden.

Die wahrgenommenen Symptome im Beispielfall sind:

- Zögerliche Antwort der Patientin – mögliche Ursache: Irgendetwas stimmt nicht, Unsicherheit der Patientin
- Schmerzskala: erhöhter Wert im Vergleich zur letzten Therapieeinheit (von 3 auf 6)
- Fenster geputzt: Überbelastung (mögliche Ursache der veränderten Beschwerden)
- Heiße Schulter im Seitenvergleich; angeleiteter „Selbst-Tastbefund" der Patientin
- Bewegungsanleitung: Bewegungseinschränkung und Schmerzen bei der Flexion – „geht nicht, tut wirklich sehr weh"

Durch gezieltes Fragen, wie in Beispiel 2 beschrieben, werden auch bei der Video-Physiotherapie wichtige Informationen übermittelt.

Mit den so gewonnenen Informationen können fachliche Entscheidung getroffen werden, in welcher Form und ob die weitere Behandlung dieser Patientin stattfinden darf.

5.7.3   Voraussetzungen für verantwortungsvolle Physiotherapie

Voraussetzungen für eine verantwortungsvolle Physiotherapie in der Form der Videotherapie sind:

- Fachliche Kompetenz und umfangreiches Wissen
- Eigene Kompetenzgrenzen erkennen
- Genaue Fragen stellen
- Keine Suggestivfragen wie „… es scheint mir, es geht ihnen gut…" stellen
- Offene Fragen und gezielte Fragen richtig einsetzen
- Nachhaken
- Genaues Zuhören
- Anleiten und erklären
- Genaue Beobachtungsgabe etc.

So gelingt eine gute verantwortungsvolle Videotherapie.

5.8   Ablauf der Videotherapie in der Physiotherapie

Genauso wie in der Physiotherapie vor Ort empfiehlt es sich, in der Physiotherapie als Videotherapie einen Behandlungsablauf aufzubauen und einzuhalten. Der Ablauf einer Behandlung in der Videotherapie ist geprägt von einem strukturierten Vorgehen im Stundenablauf, kombiniert mit dem individuellen Vorgehen des Therapierenden und nochmals individuell angepasst an die Behandlungssituation.

5.8.1   Vorbereitung

Vor Beginn der Therapiestunde sollte geprüft werden, ob alle nötigen Unterlagen für die Therapiestunde bereitliegen. Es empfiehlt sich, eine persönliche Checkliste zu erstellen, die immer wieder dem Bedarf entsprechend angepasst oder ergänzt werden kann. Mit Hilfe einer solchen Checkliste stellt der Therapierende sicher, zur Therapiestunde alles griffbereit zu haben und nichts im Vorgehen zu vergessen.
Beispiel einer Liste:

- Nötige Dokumente
- Stift und Papier
- Notwendige Bücher und Bilder
- E-Akte oder Papierakte
- Ärztliche Berichte und Untersuchungsergebnisse der beteiligten Fachbereiche
- Getränk (langes Sprechen trocknet den Mund und die Kehle aus – Empfehlung: gehen Sie möglichst vor der Therapieeinheit noch einmal auf die Toilette)
- Arbeitsutensilien wie für die Dokumentation und Befundaufnahme VAS (visuelle Analogskala) oder NRS (numerische Ratingskala)
- Übungshilfsmittel wie Hantel, elastisches Band etc.

Diese Liste ist beliebig zu ergänzen.

5.8.2   Ablauf der Therapiestunde

In der Literatur finden sich verschiedene Anleitungen und Vorschläge zu der Vorgehensweise in einer Therapiestunde.
Eine Physiotherapiestunde in der Form der Videotherapie kann folgendermaßen ablaufen:

1. Begrüßung
2. Überprüfung der technischen Anlage
3. Klärung des Aufenthaltsortes
4. Sind zusätzliche Personen vor Ort? (Datenschutz)
5. Einleitung: Was war letzte Stunde, was kommt heute auf sie zu?
6. Abfragen der Hausaufgaben
7. Vermittlung der Themen der aktuellen Stunde
8. Fragen klären und beantworten
9. Ergebnis festhalten
10. Neue Hausaufgaben festlegen
11. Aussicht auf die kommende Therapiestunde
12. Feedback zur aktuellen Therapiestunde
13. Neuer Termin und andere organisatorischen Inhalte
14. Verabschiedung

5.8.3   Erste Kontaktstunde

Die erste Therapiestunde findet meist (gesetzliche Krankenkasse) vor Ort in einer Physiotherapie-Einrichtung statt. Bei Beratungsterminen oder anderen privaten Leistungen kann es aber durchaus sein, dass auch die erste Therapieeinheit schon über die Videotherapie stattfindet. Findet auch die erste Therapieeinheit via Internet statt (private Versicherung oder Kund:innen) ähnelt der Ablauf weitestgehend dem in der normalen ersten Therapiesitzung vor Ort, in einer physiotherapeutischen Einrichtung.

In der Videotherapiesitzung kommen spezifische organisatorische Dinge zu den normalen Abläufen des Erstkontaktes in der Therapieeinrichtung hinzu. So muss die Unterschrift für die Einverständniserklärung zur Videotherapiesitzung eingeholt und die Unterschrift zum erweiterten Datenschutz erfasst werden.

Folgende Punkte können in der ersten Therapiesitzung als Videotherapiesitzungen bearbeitet werden:

- Aufnahme der Daten und der Heilmittelverordnung im PC
- Vorlage, Erklärung und Unterschrift der Datenschutzerklärung, Information zu den Behandlungskosten…
- Einnahme des Eigenanteils bei Kassenpatienten
- Befundaufnahme nach ICF
- Körperliche physiotherapeutische Untersuchung
- Therapeutische Zielsetzung der Behandlung; Unterschrift des Patienten als Zustimmung zur Zielsetzung der Behandlung
- Gemeinsame Entscheidung zur Therapieform, hier zur Videotherapie
- Unterschreiben der Einwilligungserklärung zur Videotherapie der Beteiligten
- Behandlung, soweit zeitlich noch möglich
- Es ist immer zu empfehlen, auch in der ersten Therapiestunde eine kurze Übungsanleitung oder Ähnliches durchzuführen, da so vermittelt wird, dass es jetzt wirklich losgeht und etwas zur Verbesserung der Beschwerden in Angriff genommen wird. Eine Übungsanleitung lässt sich oftmals thematisch mit einer Bewegungsanalyse kombinieren.
- Planen: Welche Behandlungen sind als Videotherapie vorläufig geplant, wie viele und welche finden als Videotherapie statt?
- Arbeitsmaterialien zur nächsten Videotherapiesitzung übermitteln, wenn vorhanden. (PDF, Internetadressen…)

5.8.4   Videotherapiesitzung

Über folgende Kenntnisse kann eine vernünftige Therapieplanung der vollständigen Heilmittelverordnung erfolgen:

- Anzahl und Form der verordneten Therapieeinheiten
- Status quo
- Behandlungsziel auf der Verordnung

- Ärztliche und physiotherapeutische Diagnosestellung
- In der ersten Behandlungseinheit gemeinsam aufgenommenes, realistisches „Behandlungswunschziel"

Bemerkung
Ziele sind nicht „zementiert". Sie müssen immer wieder der aktuellen Situation angepasst, besprochen und dokumentiert werden.

In der Video-Physiotherapie wird unterrichtet, informiert und geschult. Die Kommunikation findet in erster Linie über die verbale Kommunikation statt, ergänzt durch Mimik, Gestik und Körpersprache.

Was macht einen guten Unterricht allgemein aus? Bildungsforscher Prof. Dr. Andreas Helmke beschreibt in der *Pädagogik*, Heft 2, Februar 2006, S. 42–45. „10 Merkmale zum guten Unterricht" „…Was macht guten Unterricht aus?"

Nach Helmke machen folgende Punkte einen guten Unterricht aus:

1. Eine effiziente Führung und Zeitstruktur
2. Ein gutes Unterrichtsklima
3. Vielfältigkeit des Unterrichts zur Motivation
4. Eine immer wiederkehrende Struktur im Ablauf
5. Erwerb neuer Kompetenzen
6. Individuelle Unterstützung
7. Förderung der Selbstständigkeit
8. Methodenvariation
9. Konsolidierung (Verfestigung) von Wissen
10. Passung: „…Variation der fachlichen und überfachlichen Inhalte, Anpassung der Schwierigkeit und des Tempos an die jeweilige Lernsituation…"

5.8.5 Ziele des Physiotherapie-„Unterrichts" als Videotherapie

Ziel des Unterrichts einer guten Videotherapie-Einheit ist es, zu motivieren, zu lernen und gelerntes, neues Wissen umzusetzen. Ziele des Unterrichts sind demnach:

- Der Unterricht soll gekennzeichnet sein durch eine klare, abwechslungsreiche Struktur.
- Die Selbstständigkeit soll gefördert und bereits erlernte Fähigkeiten gefestigt werden.
- Die Methodik soll die Sicherheit im Lernen neuer Möglichkeiten fördern.
- Behandelte Personen sollen die Möglichkeit zur Reflexion bekommen.
- Rückmeldungen müssen möglich sein (Interaktion).
- Behandelte müssen sich selbst mit in die Therapie einbringen können.
- Eine Therapieeinheit soll vor und nachbereitet werden.
- Die Reihe der Therapieeinheiten mit der Reflexion und Aussicht der einzelnen Therapieeinheiten über beide Teilnehmer sollen miteinander verknüpft werden.

5.9   Ein gutes Klima schaffen

Ein gutes Klima fördert die Lernmöglichkeiten. Was macht ein „gutes Klima" im Therapiesetting aus und wofür ist es nötig?

Zu einem guten Klima gehören:

- eine angenehme räumliche Lernatmosphäre,
- ein höflicher und respektvoller Umgang,
- klare und nachvollziehbare Strukturen,
- festgelegte Regeln.

5.9.1   Der Videotherapie-Raum – der virtuelle Behandlungsraum

Für alle Teilnehmenden an der Videotherapie bilden die Räume, die zu sehen sind, also der private Raum des Teilnehmenden und der Raum des Therapierenden zusammen, den Therapieraum.

Für ein gutes Raumklima in der Videotherapie müssen deshalb beide sichtbaren Räume, klar, ruhig und aufgeräumt sein.

Durch einen aufgeräumten und ruhigen Raum kann man sich auf die Videotherapiestunde und auf den Inhalt der Stunde konzentrieren. Ebenso bietet ein so geschaffener Raum die Grundlage, bei Bedarf auch Entspannungsübungen anzubieten.

In der Zeit der Physiotherapiesitzung sollte die Privatsphäre des Unterrichts nur im Notfall durch äußere Reize wie Telefon, Kinder, Familienangehörige, Stimmen, Baulärm, Tiere etc. gestört werden. Beide Seiten müssen diese Voraussetzung zur Verfügung stellen.

Bei der gesetzlichen Krankenkasse muss die Therapie von zugelassenen Praxisräumen aus abgehalten werden. So ist im Video automatisch meist der bekannte Therapieraum zu sehen. Ein Praxishintergrund erweckt beim Teilnehmenden unbewusst den Eindruck fachlicher Kompetenz.

Über eine künstliche und bewusste Gestaltung des Videohintergrundes, neben dem Eindruck von Aufgeräumtheit, Ruhe, und Sicherheit, werden zudem noch andere Wirkungen und Eindrücke erzielt.

Ein Bild eines Praxisraumes, mit Behandlungsbank als Hintergrund in der Videoübertragung, in Kombination mit Berufskleidung im Vordergrund, vermittelt die Wirklichkeit eines normalen Physiotherapieraumes.

Man kann zudem über die künstliche Gestaltung eines virtuellen Hintergrundes bewusst bestimmte Eindrücke beim Teilnehmenden hervorrufen.

Im ersten Beispiel sehen sie einen normalen Therapieraum und eine Therapeutin in Berufskleidung (Abb. 5.12).

Abb. 5.12 (**a**) Behandlungsbank, (**b**) Therapeutin

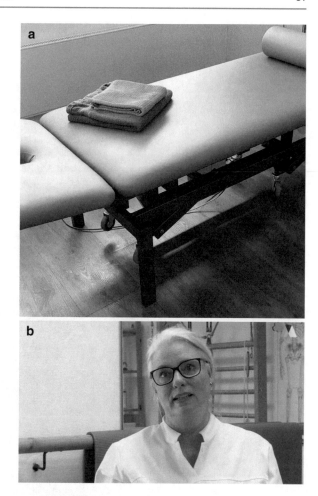

Beispiel 1: Praxisraum und Berufskleidung

Beispiel 2
Das nächste Beispiel zeigt die Therapeutin in Straßenkleidung und einen normalen Wohnraum im Video (Abb. 5.13).

Beispiel 1 zeigt deutliche Berufszugehörigkeit und spiegelt fachliche Kompetenz wider.

Beispiel 2 erfüllt diese Kriterien nicht. Trotzdem kann auch das Beispiel 2 bewusst gewählt werden, z. B. wenn Angst vor medizinischen Einrichtungen und Personal in medizinischer Berufskleidung abgebaut werden soll. Über solche Hilfsmittel kann Kindern und Erwachsenen die Angst vor der Therapie genommen werden.

Abb. 5.13 (a) Normaler
Wohnraum, (b) Therapeutin

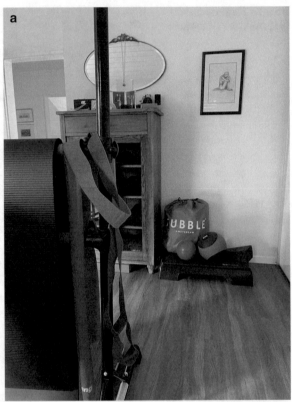

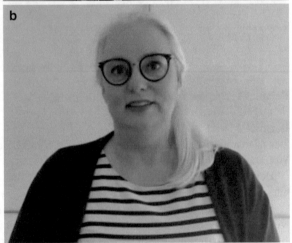

Eine vollgestellte Bücherwand im Hintergrund kann den Eindruck von Belesenheit und damit einer hohen Wissenskompetenz vermitteln. Der Hintergrund einer Sportanlage kann vermeintliche besondere Kompetenz im Thema Sport und Bewegung erkennen lassen. Natur im Raum kann in der Entspannung unterstützen (Abb. 5.14).

Ein gut gewählter Hintergrund kann die Videotherapie positiv beeinflussen.

Ein falsch gewählter Hintergrund auf dem Bildschirm kann die Behandlung negativ beeinflussen.

Ein überspitztes Beispiel hierzu: Eine Behandlung im unaufgeräumten Wohnzimmer oder gar im Schlafzimmer erfreut die Teilnehmenden selten.

Das Therapeuten-Erscheinungsbild und der Therapeuten-Hintergrund müssen also gezielt geplant und eingesetzt werden, damit in den ersten Sekunden möglichst positiver Eindrücke entstehen. So gelingt in der Videotherapie ein guter Start.

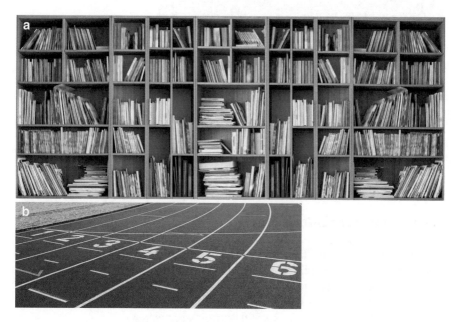

Abb. 5.14 (**a**) Bücherwand. (© kaipong / Stock.adobe.com), (**b**) Tartanbahn. (© jarma / Stock.adobe.com), (**c**) Natur

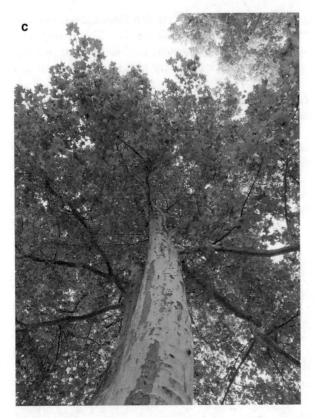

Abb. 5.14 (Fortsetzung)

5.9.2   Regeln zur Videotherapie

Regeln sind für die Videotherapie in der Physiotherapie unabdingbar. Neben den gesetzlich für die gesetzliche Krankenkasse und den privaten Krankenkassen festgelegten Regeln zur Videotherapie (siehe Abschn. 5.2) ergibt es Sinn, zusätzliche Regeln für die Video-Physiotherapie in eigener Praxis festzulegen.

Folgende Regeln können im Vorfeld abgesprochen werden:

- Die Einwahl soll 5 min vor Therapiebeginn vorgenommen werden, damit genügend Zeit zum Überprüfen der Technik bleibt.
- Pünktlichkeit ist absolut notwendig.
- Es soll mitgeteilt werden, wo sich die Person aufhält (Adresse – Sicherheitsaspekt für den Notfall).
- Keine weitere Person darf ohne vorgestellt und beidseitig genehmigt zu sein im Raum sein.
- Die Videotherapie darf nicht aufgezeichnet werden. Diese Regel gilt für beide Seiten.

- Notwendige Therapie-Unterbrechungen wie Toilettengang sind für diese gestattet, gehen aber auf Kosten der Therapiezeit verloren.
- Benachrichtigungstöne auf den genutzten Computern sollen leise gestellt sein, damit sie die Therapie nicht stören.
- Bei Unterbrechung der Internetverbindung sollen sich die Beteiligten so schnell wie möglich wieder einwählen. Wenn das nicht möglich ist, kann nur zeitanteilig abgerechnet werden.
- Verpasst der Patient unentschuldigt (Absagen müssen meist 24 h im Vorfeld bekannt gegeben werden, bei Krankheit kann bis zum Termin abgesagt werden) die Therapiesitzung, so werden Ausfallkosten in vorher festgelegter und schriftlich vereinbarter Höhe in Rechnung gestellt.
- Fällt die Therapiesitzung auf Grund von Krankheit des Therapierenden aus, so soll, wie in der Therapie vor Ort, schnellstmöglich ein Ersatztermin vereinbart werden.
- …

Wenn beide Seiten die Regeln zur Video-Physiotherapie einhalten, so wird die Therapiestunde für beide Seiten ein konstruktives Vergnügen werden. So macht die Video-Physiotherapie viel Freude!

5.10   Didaktik in der Video-Physiotherapie

Im Setting Video-Physiotherapie werden andere Therapiemittel eingesetzt als in der Therapie vor Ort in der physiotherapeutischen Einrichtung. Da die sprachliche Kommunikation die größte Rolle spielt, sind in der Therapie deutlich mehr Kenntnisse aus der Pädagogik und aus der Didaktik gefragt. Im Videosetting ist die Rolle der Therapierenden eher die eines Coaches. Es muss mehr erklärt werden, da weniger gezeigt werden kann und keine Berührungen vorgenommen werden können.

Ein Beispiel
Aufforderung in der Behandlung vor Ort:

„Rutschen Sie hier bitte etwas höher."
Begleitend zu dieser Anweisung kann ein taktiler Reiz an der Schulter vorgenommen werden und Zielrichtung angezeigt. Diese Kombination von Aufforderung und Handlung wird verstanden und befolgt.
Diese gleiche Aufforderung in der Videotherapie wird unter Umständen zunächst nicht verstanden. Erst eine genauere, beschreibende Formulierung der Aufforderung alternativ zur Aufforderung. „Bitte rutschen sie etwas höher", zum Beispiel folgend formuliert: „Bitte rutschen sie auf ihrer Unterlage noch kopfwärts bis an das Ende der Unterlage", lässt die Aufforderung verständlich und durchführbar werden.
Fazit: Eine Anleitung muss sprachlich sehr korrekt und eindeutig gegeben werden, da in der Videotherapie ausschließlich über die Worte begleitend zur Körpersprache und Mimik angeleitet werden kann.

5.10.1 Coaching – Physiotherapie als Coach

Der Begriff Coaching kommt aus dem Englischen, aus dem Hochschulbereich und aus dem Sport. An der Hochschule wurden die Studierenden über den Coach in ihren Praktika angeleitet und auf Prüfungen vorbereitet. Der Begriff Coach wurde später im gesamten Sportbereich übernommen. Ab den 1970er-Jahren wurde der Begriff Coach im Bereich des Managements verwendet. Hier beschreibt es die Führung eines Unternehmens oder einer Abteilung.

„…Coaching bezieht sich auf die Anleitung und die Rückmeldung zu spezifischem Wissen, Fertigkeiten und Fähigkeiten für eine bestimmte Aufgabe…" Coaches helfen durch Coaching-Techniken dabei, Schwächen oder Fehler zu erkennen und helfen dabei, eigene Lösungen zu finden und umzusetzen. In der Physiotherapie ist der Begriff Physio-Coaching schon länger bekannt. Die Verbände bieten unterschiedliche Ausbildungen zum „Physiotherapie-Coach" an.

Coaching arbeitet mit verschiedenen Mitteln. Über das Coaching sollen folgende Fähigkeiten aktiviert werden.

- Kompetenzen erkennen – **Ressourcenaktivierung**
- aktuelle Probleme erkennen und selbst formulieren – **Problemaktualisierung**
- erlernen von Möglichkeiten, der Problemlösung – **Problembewältigung**
- Die Motivation etwas zu verändern, wird gefördert, um die **Nachhaltigkeit** der Therapie und der **Wirksamkeit** zu unterstützen

Im Medical Coaching werden z. B. fünf Schritte im Coachingverfahren beschrieben:

1. Über Fragen stellen der Coaches, wie der Wissensstand ist. Zudem wird erfragt, woher die Motivation kommt, etwas zu verändern.
2. Wissensübermittlung und Wissensergänzung, Ursache und Wirkung, lassen besser Verstehen und erhöhen die Motivation.
3. Aktivitäten werden im Handeln positiv verstärkt.
4. Ziele zur Veränderung in positive Richtung werden formuliert.
5. Im nächsten Zusammentreffen werden Ziele und Maßnahmen überdacht und neue Ziele formuliert.

Diese Vorgehensweise aktiviert die Ressourcen, ergänzt Wissenslücken, lässt durch das „Mehr an Wissen" den Patienten selbst erkennen, wo das Problem liegt und wie es gelöst werden kann. Durch Selbsterkenntnis ist der Patient deutlich eher motiviert, etwas in seinem Leben in eine positive Richtung zu verändern.

5.10.2 Wie kann ein Coachingverfahren in der Physiotherapie eingesetzt werden?

Coaching kommt wie beschrieben aus dem Sport. Coaches klären mit dem Team oder den einzelnen Teilnehmern ab, welche Abläufe im Sport verbessert werden können. Aktiven wird dabei geholfen, Probleme und Fehler zu erkennen. Sie werden darin unterstützt diese Probleme und Fehler zu beseitigen. Mit Hilfe eines Coachings erreichen sie bessere Leistungen im Bewusstsein, aktiv zu den Verbesserungen beigetragen zu haben.

Da wir in der Physiotherapie genauso wie im Sport mit Menschen und mit dem menschlichen Körper sowie mit der Bewegung von anatomischen Strukturen arbeiten, lässt sich diese Vorgehensweise gut auf die Physiotherapie übertragen.

Um Probleme zu erkennen, die verbesserungsfähig sind, stellen die Coaches gezielte Fragen an das Team oder die einzelnen Aktiven. Dieses Vorgehen kann in der Physiotherapie im Physiotherapie-Coaching umgesetzt werden.

Beispielfragen, die beim Coaching begleiten sind:

- Was führt Sie zu mir?
  Oftmals wird nach dieser Frage erstmals darüber nachgedacht, warum Teilnehmende überhaupt zur Physiotherapie kommen.
- Wo liegt Ihr Problem?
  Das Problem muss exakt formuliert werden. Das genaue Problem beschreiben hilft, sich zu fokussieren und mit der Beantwortung der Frage schon selbst Lösungsansätze zu finden.
- Haben Sie eine Idee, was Sie gegen Ihre Probleme tun können?
  Selbst Ideen entwickeln bedeutet eigene Möglichkeiten erkennen. Sie führen zu der Erkenntnis: „Ich kann mir auch selbst helfen."
- Worin soll ich Sie unterstützen?
  Diese Frage erklärt die Position der Coaches. Die Coaches verstehen sich als Begleitende im Geschehen.

Coaching lässt Probleme selbst formulieren und in die Hand nehmen. Über das Coaching können Patient:innen wesentlich besser motiviert werden, mitzuarbeiten und selbst zu arbeiten.

Im Coaching sind Behandelte von Anfang an aktiv an den Behandlungsprozessen beteiligt.

Ein Beispiel

Physiotherapie als Videotherapie verglichen mit einer Physiotherapie als Videotherapie mit Coachingverfahren (Tab. 5.2):

Tab. 5.2 Beispiel A: Eine mögliche Vorgehensweise in der Physiotherapie als Videotherapie. Beispiel B: Eine mögliche Vorgehensweise in der Form des Coachings in der Physiotherapie als Videotherapie (**Coaching-Fragen**, *Zusatzfragen*, Zusatzinformationen)

Fragen	Beispiel A Antworten Patient	Beispiel B Antworten Patient
Was führt sie zu mir?	Ich habe Schmerzen im unteren Rücken	Ich habe Schmerzen im unteren Rücken
Was haben Sie schon unternommen?	Ich war nur beim Arzt zur Abklärung	Ich war nur beim Arzt zur Abklärung.
Palpation und Frage nach der Muskulatur im unteren Rücken	Tastbefund durch den Therapeuten nicht möglich. Patient beschreibt: Ich habe regelrechte Muskelknoten im unteren Rücken	Tastbefund durch den Therapeuten nicht möglich. Patient beschreibt: Ich habe regelrechte Muskelknoten im unteren Rücken
Bewegungstests aktiv und passiv	Alle Bewegungsrichtungen sind möglich, aber durch die Schmerzen leicht eingeschränkt Ausführung passiv ist nicht möglich	Alle Bewegungsrichtungen sind möglich, aber durch die Schmerzen leicht eingeschränkt Ausführung passiv ist nicht möglich
Muskelkraft	Bauch- und Rückenmuskulatur ist zu schwach; ausgetestet über angeleitete Übungen	Bauch- und Rückenmuskulatur ist zu schwach; ausgetestet über angeleitete Übungen
Wo genau liegt Ihr Problem? Versuchen Sie, es ganz genau zu beschreiben	Ich habe besonders morgens und nach langem Sitzen Probleme aufzustehen, mich gerade hinzustellen, mich aufzurichten Wenn ich lange stehe, habe ich das Gefühl, mein Rücken versteift regelrecht und die Schmerzen werden stärker	Ich habe besonders morgens und nach langem Sitzen Probleme aufzustehen, mich gerade hinzustellen, mich aufzurichten Wenn ich lange stehe, habe ich das Gefühl, mein Rücken versteift regelrecht und die Schmerzen werden stärker

Tab. 5.2 (Fortsetzung)

Fragen	Beispiel A Antworten Patient	Beispiel B Antworten Patient
Haben Sie eine Idee, woher das kommen könnte?	Entfällt – der Therapeut zeigt dem Patienten Übungen	Wenn ich genauer darüber nachdenke: **Wir haben vor 6 Monaten unser erstes Kind** bekommen und **vor 6 Wochen sind wir in unsere neue Wohnung umgezogen.** Ich mache **kaum noch Sport** und habe **starken Stress.** Auch **auf der Arbeit** ist es **sehr anstrengend.** Ich habe einen **neuen Chef,** der alles in der **Abteilung umkrempelt. Für mich habe ich keine Zeit mehr**
Haben Sie selbst eine Idee, was Sie verändern könnten?	Entfällt – Patient macht Übungen nach Anleitung	Wahrscheinlich müsste ich **mehr für meinen Körper tun, Laufen wäre** mal wieder gut. **Aber ich möchte meine Frau** auch gerne zu Hause mit dem Kind **unterstützen** und **nicht direkt wieder gehen,** wenn ich nach Hause komme
Worin soll ich Sie unterstützen?	Entfällt – Patient macht Übungen nach Anleitung	Ich fände auch gut, wenn sie mir *ein kurzes Programm zum Muskelaufbau zeigen könnten. Und wenn ich* so nachdenke, dann wäre *etwas zur Entspannung* sicher auch gut für mich
Bedingungen zu Hause: **Wo und wann könnten Sie zu Hause Übungen machen?** Der Therapeut:in erkundigt sich nach den räumlichen Begebenheiten des Patienten und nach den zeitlichen Möglichkeiten des Patienten, zu trainieren	Entfällt – Patient macht Übungen nach Anleitung	Ich habe einen **Büroraum, in dem ich eine Matte hinlegen kann Zeit bleibt eigentlich nur abends,** wenn unser Kind im Bett ist

Der Patient, 35, männlich, hat Beschwerden an der Lendenwirbelsäulen (LWS). Die Magnetresonanztomographie (MRT) und Computertomographie (CT) haben einen Bandscheibenvorfall, Dysfunktionen jeglicher Art und große Verschleißerscheinungen ausgeschlossen. Die Ärztin hat sechsmal Krankengymnastik, zur Behandlung einer muskulären Dysbalance, als Video-Physiotherapie verordnet.

Behandlungsablauf in der Therapiestunde:

Joggen, das alte Hobby Frage Therapeut:in: *Wie ließe sich das Joggen für Sie wieder einrichten?* *Haben Sie eine Idee,* was Sie zur Entspannung tun könnten?	Entfällt Therapeut:in weiß nicht, dass der Patient gerne gelaufen ist. Patient macht weiter Übungen nach Anleitung Entfällt, Therapeut:in wiederholt noch einmal in Kurzform zur Erinnerung für den Patienten	Patient überlegt *„Das geht vielleicht auch mit dem Kinderwagen. Meine Frau hat da so etwas gesagt"* Therapeut:in und Patient besprechen den Ablauf des Lauftrainings Die Therapeut:in zeigt zusätzlich eine Übung für das Bauch- und Rückenmuskeltraining und Dehnübungen, die der Patient nach dem Joggen durchführen soll Der Patient findet die Idee gut und *hat selbst die Idee,* seine Frau mitzunehmen. *Früher sind sie immer zusammen gejoggt* *Ich habe als Kind autogenes Training gelernt,* das kann ich noch und das tut mir eigentlich gut. Mir fällt das gerade erst im Gespräch wieder ein. Das kann ich nach den Übungen abends im Bett machen. Super, vielen Dank
Schluss	Therapeut:in: Bitte machen Sie Ihre Übungen, wie besprochen täglich. Versuchen Sie, die Übungen in Ihren Alltag zu integrieren. Am besten ist es, wenn Sie die Übungen zweimal täglich wie besprochen machen Vielleicht machen Sie die Übungen am besten nach dem Aufstehen und bevor sie schlafen gehen	Therapeut:in: Ihre Ideen sind gut! Versuchen Sie, die Übungen in Ihren Alltag zu integrieren. Am besten ist es, wenn sie die Übungen zweimal täglich wie besprochen machen Vielleicht machen Sie die Übungen am besten nach dem Aufstehen und bevor Sie schlafen gehen Mit dem Joggen bitte nur zweimal in der Woche anfangen. Wir können dann in der nächsten Sitzung schauen, ob sie so gut zurechtkommen oder ob sie etwas verändern sollten Das autogene Training können Sie auch in Ihrer Büropause an einem ruhigen Ort durchführen. Sie müssen schauen, wie es für Sie am besten geht Ich denke, sie sind auf einem guten Weg
Haben sie noch Fragen?	Nein. Ich versuche alles hinzukriegen. Wird schwierig Wir sehen uns dann nächste Woche	Die Fragen kommen bestimmt zu Hause, aber ich bin schon mal sehr erleichtert, dass sie mir Tipps gegeben haben, die ich auch umsetzen kann. Super, vielen Dank Therapeut:in: Das Meiste kam doch von Ihnen. Ich habe nur fachlich ergänzt. Sie sind auf dem richtigen Weg. Wir sehen uns dann nächste Woche

An diesem Beispiel sieht man, dass die Person sich an die Fragen eines Coaching-verfahrens gehalten hat (fettgedruckt, Fragen in der Tabelle). Durch die Coaching-Fragen (kursiv fettgedruckt in der Tabelle) hat es essenzielle Informationen für die Therapieplanung der Therapie gegeben. So kann der Ablauf der Behandlung und die Empfehlungen individuell geplant und gestaltet werden.

Die behandelte Person konnte sich aktiv an der Problemfindung und der Problem-lösung beteiligen. Die Therapie hat die Lebensumstände angepasst. Die Gesundheit wird in die eigene Hand genommen, was sehr motiviert. Der Rollenwechsel vom passiven Nutzer: „Mir muss geholfen werden" zum aktiven Steuerer: „Ich weiß, was ich tun muss und wie ich es tun kann", ist für seinen Heilungsprozess elementar.

5.10.3 Pädagogik lehren lernen – Physiotherapeut:innen als Pädagog:innen

Im Videosetting fungieren die Behandelnden ähnlich wie Lehrende. Für diese Arbeit sind pädagogische Kenntnisse erforderlich. Pädagogische Kenntnisse helfen den Unterricht, also in diesem Fall die Videotherapiestunde, möglichst abwechslungs-reich und informativ zu gestalten und Freude am Neuen zu erlangen.

Didaktik hilft zu planen, was vermitteln werden soll. Die verschiedenen Metho-den helfen dabei, den entsprechenden Lerninhalt zu vermitteln und etwas in einer Physiotherapie-Videositzung beizubringen.

5.10.4 Unterrichtsmethoden

Hanstein und Lanig haben in ihrem Buch „Digital lehren" 64 didaktische Methoden beschrieben und getestet. Über ein methodisches Differenzial haben sie die ver-schiedenen Möglichkeiten im Onlineunterricht eingeordnet.

Aus Tab. 5.3 kann man erkennen, welche Methoden für sie in der Therapie, so-wohl für die Einzeltherapie als auch in der Gruppentherapie, einsetzbar sind. Man

Tab. 5.3 Beispiel Methode Brainstorming nach T. Hanstein. A. Lanig

	Starke Aus-prägung	Mittlere Aus-prägung	Neutrale Aus-prägung	Mittlere Aus-prägung	Starke Aus-prägung	
Synchron						**Asynchron**
Zeitlich befristet						**Zeitlich unbefristet**
Individuell orientiert						**Gruppen-orientiert**
Spezialisiert						**Generalisiert**
Ergebnisorientiert						**Entwicklungs-orientiert**
Öffentlich						**Privat**

Mit freundlicher Genehmigung des Tectum Verlag

Tab. 5.4   Beispiel Methode Brainstorming nach T. Hanstein. A. Lanig

	Starke Aus-prägung	Mittlere Aus-prägung	Neutrale Aus-prägung	Mittlere Aus-prägung	Starke Aus-prägung	
Synchron	x					**Asynchron**
Zeitlich befristet		x				**Zeitlich unbefristet**
Individuell orientiert	x					**Gruppen-orientiert**
Spezialisiert		x				**Generalisiert**
Ergebnisorientiert	x					**Entwicklungs-orientiert**
Öffentlich		x				**Privat**

Mit freundlicher Genehmigung des Tectum Verlag

kann ersehen, welches Format sich für die jeweilige Gruppe oder für die jeweilige Einzelperson eignet.

Als Beispiel die Methode „Brainstorming"
Die entsprechende Tabelle von Hanstein und Lanig (Tab. 5.4) zeigt, dass sich das Brainstorming für den synchronen, individuell orientierten und ergebnisorientierten Unterricht stark eignet.

Warum eignet sich der Brainstorm für die Video-Physiotherapie, und wie kann das Brainstorming in der Physiotherapie als Videotherapie ablaufen?
Das Brainstorming soll zu Beginn einer Therapiestunde dazu führen, dass die Teilnehmenden dazu aktiviert werden, mitzudenken.
Zunächst wird das Thema, zu dem ein Brainstorming stattfinden soll, an-moderiert. Daraufhin besteht die Möglichkeit, Verständnisfragen zum Thema zu stellen. Sind alle Fragen geklärt, sollen Gedanken zum Thema aufgeschrieben wer-den. In der Videotherapie ist das über ein Whiteboard, über die Technik des Video-anbieters oder über eine Dokumentenkamera auf einem Blatt möglich.

Beispiel: Brainstorm als didaktische Hilfe

Therapeutin	Patientin
Die Therapeutin erklärt der Patientin, dass zu schwache Bauchmuskeln eine Ursache für Rückenschmerzen sein können Nach einer kurzen Erklärung soll die Patientin aufzählen, wann und wie sie im Alltag die Bauchmuskeln benutzen kann	
	Die Patientin fragt, ob sie normale Bewegungen, die die Bauchmuskeln beanspruchen, aufschreiben soll, oder nur richtige Bauchmuskelübungen aufschreiben soll

Therapeutin	Patientin
Die Therapeutin greift die Frage auf und legt mit der Patientin fest, dass sowohl Bewegungen als auch Übungen aufgeführt werden sollen.	Die Patientin beginnt ihren Brainstorm und schreibt alles, was ihr dazu einfällt, auf. Dafür hat sie 5 min Zeit.
Die Patientin wird aufgefordert, die Brainstorm-Begriffe unter die Oberpunkte „Bewegung im Alltag" und „Übungen" zu ordnen	Die Patientin ordnet die Brainstorm-Begriffe ein
Die Therapeutin erklärt der Patientin, welche Alltagsbewegungen und welche Übungen für sie gut sind und welche sie besser verändert oder weglässt	Die Patientin hat die Möglichkeit, hierzu Fragen zu stellen
Die Therapeutin ergänzt die genannten Übungen mit weiteren sinnvollen therapeutischen Bewegungsübungen Am Ende entsteht aus dieser pädagogischen Arbeit ein Trainingsprogramm für die Patientin	

5.10.5 Pädagogischer Unterricht: die Sandwich-Methode

Als Beispiel eines pädagogischen, lernpsychologischen Unterrichts sei die Sandwich-Methode erklärt (Abb. 5.15). Nach dem Sandwich-Prinzip wechseln sich kurze theoretische Lernphasen mit aktiven Lernphasen ab.

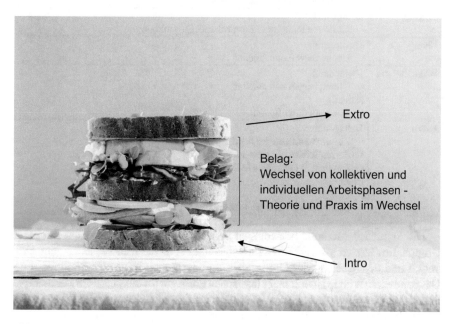

Abb. 5.15 Bildliche Darstellung Sandwich-Methode. (Foto © helgira / Stock.adobe.com)

Zu Beginn der Unterrichtsstunde findet immer ein kurzes Intro statt. Als Intro bezeichnet man die Einleitung der Lehrkraft zum Stundenthema. Am Ende der Unterrichtsstunde steht dem entsprechend immer ein Extro, eine Zusammenfassung der Therapiestunde. Zwischen dem Intro und dem Extro findet ein Wechsel verschiedener pädagogischer Maßnahmen statt. Diese didaktische Struktur, die „Sandwich-Methode" heißt, hilft den Lehrkräften, die Unterrichtsstunde geordnet, lebendig, interessant, lehrreich, kommunikativ und wach zu gestalten.

Eine physiotherapeutische Videotherapiestunde kann nach einem abgeänderten Sandwich-System in folgender Form gestaltet werden:

Intro	Therapeutin: • Begrüßung • Wiederholung der letzten Einheit • Wie war die Woche? • Aussicht auf die heutige Unterrichtseinheit • Fragen
Theorie	Therapeutin: • Erklärung von Anatomie/Physiologie/Biomechanik/Pathologie
Übung	Therapeutin • Übung zeigen und anleiten Patientin • Übungen durchführen
Wiederholung	Patientin • zeigt und erklärt die Übung selbst (Verständniskontrolle für die Therapeut:in und Wissensüberprüfung)
Theorie	Therapeutin: • Anatomie Pathologie Biomechanik Physiologie
Übung	Therapeutin: • Übung zeigen und anleiten
Wiederholung	Therapeutin • Übung zeigen und anleiten Patientin • Übungen durchführen
Extro	Therapeut:in • Zusammenfassen der heutigen Stunde • Formulierung der Hausaufgaben • Aussicht auf die nächste Einheit Patientin: • Fragen • Feedback zur heutigen Sitzung

Die Sandwich-Methode bezieht sich ursprünglich auf den Unterricht mit einer Gruppe. Im Bereich „Belag" des Sandwichs findet ein Wechsel zwischen dem Austausch und der Arbeit in der Großgruppe und der Arbeit in der Kleingruppe statt. Das Sandwich-Prinzip ist in seiner klassischen Form gut für die Video-Physiotherapie in der Gruppe geeignet.

Der Wechsel aus Theorie und Praxis kann in der Physiotherapiestunde als Pendant eingesetzt werden.

5.11   Dokumentation in der Video-Physiotherapie

Für eine Dokumentation der Behandlungen in der Physiotherapie als Videotherapie besteht eine Pflicht.

Zur Dokumentation in der Videotherapie gehören folgende Inhalte:

- Unterschrift zur Datenschutzerklärung
- Einverständniserklärung zur Videotherapie
- Flag-Test
- Befundbogen; VAS-Skala, NRS-Skala, …
- Behandlungsverlaufsbogen
- Unterschrift zur erhaltenen Videotherapie

Nachdem die Therapiestunde als Videotherapie stattgefunden hat, muss die Teilnahme an der Therapiestunde, genauso wie bei der physiotherapeutischen Therapiestunde in der Vor-Ort-Therapie, durch die Unterschrift der behandelten Person oder der erziehungsberechtigten Person/en oder einer anderen gesetzlichen Vertretung bestätigt werden. In verschiedenen Empfehlungsschreiben der Verbände, hier z. B. des Verbandes Physio-Deutschland und der AOK, wird die Vorgehensweise zur Dokumentation der Physiotherapie in der Videotherapie folgendermaßen empfohlen:

1. Ein V auf der Rückseite der Heilmittelverordnung dokumentiert die Behandlung in der Form der Videotherapie. Sie soll dokumentiert werden.
2. Die Videotherapie muss schriftlich bestätigt werden. Diese Bestätigung kann wie folgt gehandhabt werden:
   a. Unterschrift bei der nächsten Vor-Ort-Therapie die Heilmittelverordnung (Abb. 5.16)
   b. Versendung einer E-Mail oder eines Faxes nach der Behandlung mit dem Beispielswortlaut:

Beispiel

„…Zur Bestätigung der Behandlung eine E-Mail mit dem Wortlaut:

„Hiermit bestätige ich, <NAME>, den Erhalt einer Videobehandlung am <DATUM> durch die Praxis <PRAXISNAME/THEAPEUT>." ◄

Der E-Mail-Schriftverkehr muss als eindeutiger Nachweis dafür, dass die Videotherapiestunde stattgefunden hat, in der Praxis archiviert werden.

Die AOK empfiehlt folgende Vorgehensweisen (Abb. 5.17).

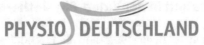

Einwilligungserklärung zur Teilnahme an der Videobehandlung

Hiermit erkläre ich:

_____

Name   Vorname   Geburtsdatum

_____

Straße   Postleitzahl Wohnort

_____

E-Mail-Adresse   Tel. Nr.

durch die Mitarbeiter der Praxis _____ ausreichend über den Ablauf der physiotherapeutischen Videobehandlung sowie deren technische Voraussetzungen und datenschutzrechtliche Sicherheitsaspekte in Kenntnis gesetzt worden zu sein.

Mir ist bekannt, dass die Teilnahme an der Videobehandlung freiwillig ist und die Nutzung für mich keine weiteren Kosten verursacht, da dies auf der Grundlage meiner ärztlichen Verordnung zur Physiotherapie abgedeckt wird.

Ich versichere, dass

- die Videobehandlung in einem geschlossenen Raum und ruhiger Umgebung stattfindet, damit die Behandlung ungestört und unter Gewährleistung der Datensicherheit erfolgt.
- anwesende Personen im Raum zu Beginn vorgestellt werden.
- anwesende Hilfspersonen auf den Geheimnisschutz und Datenschutz hingewiesen werden.
- ich keine Bild- und/oder Tonaufzeichnungen mache.
- Mir die technisch erforderlichen Voraussetzungen für die Nutzung der Videobehandlung zur Verfügung stehen.

Ich bin damit einverstanden, dass meine Daten (Name, Vorname, Geburtsdatum, E-Mail-Adresse, Termin mit Datum, Uhrzeit und Dauer) zur Dokumentation der stattgefundenen Videobehandlung gespeichert werden. Diese Daten dienen einzig zu Dokumentations-zwecken und werden nicht an Dritte weitergegeben. Die Löschung erfolgt nach den gesetzlichen Vorgaben.

Mir ist bekannt, dass ich diese Einwilligungserklärung jederzeit widerrufen kann. Hierfür ist eine mündliche Mitteilung an meinen Physiotherapeuten ausreichend.

Durch meine Unterschrift erkläre ich vorstehende Einwilligung als erteilt und die Kenntnisnahme der Erläuterungen zur Datenverarbeitung im Rahmen der Videosprechstunde.

_____

Ort, Datum   Unterschrift des Patienten

Abb. 5.16 Einwilligungserklärung zur Teilnahme an der Videobehandlung. (Quelle: https://www.physio-deutschland.de/fileadmin/data/bund/Dateien_oeffentlich/Beruf_und_Bildung/26032020_Empfehlungen_zur_Durchf%C3%BChrung_von_Videobehandlungen__final.pdf. (Mit freundlicher Genehmigung des Verbandes Physio-Deutschland vom 20.10.2022))

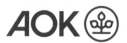

Telemedizinische Leistungen in der Physiotherapie

Versicherte haben einen Anspruch auf Heilmittel, die telemedizinisch erbracht werden. Die Einzelheiten dazu werden in den Heilmittel-Richtlinien und im bundesweiten Vertrag über die Versorgung mit physiotherapeutischen Leistungen geregelt.

Grundsätze

Derzeit gilt die Behandlung im unmittelbaren persönlichen Kontakt zwischen Therapeuten und Versicherten als fachlicher Standard. Die Erbringung als telemedizinische Leistung ist möglich, sofern das Therapieziel im gleichen Maße wie bei der Präsenztherapie erreicht werden kann.

Die telemedizinischen Leistungen erfolgen ausschließlich in Form einer „Videotherapie" sodass eine wechselseitige Kommunikation in Echtzeit ermöglicht wird.

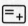
Die telemedizinische Leistungserbringung kann auf der Heilmittelverordnung im Feld „ggf. Therapieziele / weitere med. Befunde und Hinweise" durch den Verordner ausgeschlossen werden.

Es besteht keine Verpflichtung, telemedizinische Leistungen anzubieten. Eine Videotherapie erfolgt stets auf freiwilliger Basis im gegenseitigen Einvernehmen zwischen Therapeuten und Versicherten.

Die Erbringung einer Therapie als telemedizinische Leistung darf keine Voraussetzung für die Annahme einer Heilmittelverordnung sein.

Voraussetzungen

Die erste Behandlung im jeweiligen Verordnungsfall hat immer als Präsenztermin im unmittelbaren persönlichen Kontakt zu erfolgen.

Die telemedizinischen Leistungen sind durch den Leistungserbringer ausschließlich aus den zugelassenen Praxisräumen abzugeben.

Für die Erbringung von telemedizinischen Leistungen sind ausschließlich zertifizierte Videoanbieter zu verwenden.

Der Versicherte muss physisch und psychisch in der Lage sein, die Videobehandlung in Anspruch zu nehmen, sowie über eine ausreichende Medienkompetenz verfügen. Hilfs- und pflegebedürftige Personen benötigen zur Unterstützung eine Betreuungsperson.

Hat die Behandlungsserie bereits begonnen, kann sowohl der Therapeut, als auch der Versicherte die Videotherapie jederzeit ablehnen. In diesem Fall ist die Behandlung als Präsenztherapie fortzuführen.

AOK. Die Gesundheitskasse.

Abb. 5.17 AOK-Daten. (Mit freundlicher Genehmigung des AOK Bundesverband)

Folgende Leistungen können als Videobehandlung abgegeben werden:

GPOS*	Maßnahme	Hinweise
X0521	Allgemeine Krankengymnastik (KG): Einzelbehandlung als telemedizinische Maßnahme	Kann **bis zur Hälfte** der verordneten Behandlungseinheiten als telemedizinische Leistung erbracht werden.
X0621	Allgemeine Krankengymnastik (KG): Gruppenbehandlung als telemedizinische Maßnahme	Kann **bis zur Hälfte** der verordneten Behandlungseinheiten als telemedizinische Leistung erbracht werden.
X0722	KG Muko: Einzelbehandlung als telemedizinische Maßnahme	Kann **bis zur Hälfte** der verordneten Behandlungseinheiten als telemedizinische Leistung erbracht werden.
X0728	KG ZNS – Kinder nach Bobath als telemedizinische Maßnahme	Von den verordnenden Behandlungseinheiten können **bis zu 3 Behandlungseinheiten** als telemedizinische Leistung erbracht werden.
X0720	KG ZNS – nach Bobath als telemedizinische Maßnahme	Von den verordnenden Behandlungseinheiten können **bis zu 3 Behandlungseinheiten** als telemedizinische Leistung erbracht werden.
X1221	Manuelle Therapie (MT): Einzelbehandlung als telemedizinische Maßnahme	Von den verordnenden Behandlungseinheiten können **bis zu 1 Behandlungseinheit** als telemedizinische Leistung erbracht werden.

* bei der Abrechnung der jeweiligen Leistungen sind zwingend die neuen Positionsnummern anzugeben.

Es gibt unterschiedliche Möglichkeiten die telemedizinische Leistung durch die Versicherten bestätigen zu lassen:

1. Nach der Behandlung auf digitalem Weg oder per Fax.

2. Nachweis über die Durchführung einer Videotherapie des Videodienstanbieters als PDF. In Ausnahmefällen kann der Nachweis auch in Form eines Verbindungsnachweises unter Angabe der Dauer und des Datums der telemedizinischen Leistungen erfolgen.

3. Zusätzlich gibt es die Möglichkeit, bei den Präsenzterminen die Unterschriften für die zuvor durchgeführten Videotherapien nachträglich bestätigen zu lassen.

Auf der Rückseite der Verordnung ist am Behandlungstag in der jeweiligen Zeile im Feld „Unterschrift des Versicherten" das Kürzel „TM" einzutragen. In Fall 1 und 2 müssen die Bestätigungen oder Nachweise in der Patientenakte archiviert und nur auf Verlangen der Krankenkasse übermittelt werden.

Nähere Informationen zur Videotherapie stehen auf der Seite: www.aok.de/gp/physiotherapie/videotherapie

Abb. 5.17   (Fortsetzung)

5.12 Abrechnung

Die Abrechnung eines Kassenrezeptes als videotherapeutische Leistung erfolgt identisch der Abrechnung der physiotherapeutischen Leistung in der Vor-Ort-Therapie. Der Rechnungsbetrag der erbrachten Leistung setzt sich aus der Eigenanteilsleistung, die selbst bezahlt werden muss, und dem Anteil, den die Krankenkasse übernimmt (Hauptteil der zu zahlenden Summe) zusammen. Es empfiehlt sich, den Eigenanteil in der ersten Vor-Ort-Behandlung einzunehmen, damit am Ende der Behandlungen der Heilmittelverordnung kein Betrag offenbleibt, der über aufwendige Mahnverfahren von der Praxis eingefordert werden muss.

Die Höhe der Beträge der Abgabe der physiotherapeutischen Leistung als Videotherapie entspricht den festgelegten Beträgen der abgegebenen Leistung in der Vor-Ort-Therapie.

Unter betriebswirtschaftlichen Gesichtspunkten muss berücksichtigt werden, dass zwischen dem Wechsel einer abgeschlossenen Videotherapiesitzung zur nächsten Videotherapiesitzung mindestens 5 min zusätzliche Zeit eingeplant werden müssen. Diese Zeit wird benötigt, um sich für die folgende Videotherapie erneut anzumelden und den Technikcheck erneut durchzuführen.

Die Abrechnung der Heilmittelverordnung mit den Krankenkassen kann über zwei Wege erfolgen.

1. Die Praxis stellt die Kosten den Krankenkassen selbst in Rechnung, rechnet also selbst mit den Kassen ab.
2. Die physiotherapeutische Einrichtung leitet die Rezepte zu einem Abrechnungszentrum wie zum Beispiel der Noventi, azh, srzh, zrk, Buchner etc. weiter. Das Abrechnungszentrum übernimmt daraufhin die Abrechnung mit den Krankenkassen im Auftrag. Dieser Weg hat den Vorteil, dass die Abrechnungsstellen in Vorleistung gehen und die Einnahmen der abgerechneten Leistungen den Praxen zeitnah zur Verfügung stellen. Dieses Procedere hat Vorteile für die Liquidität der Praxen.

Die Privatabrechnung erfolgt entweder unmittelbar mit der Krankenkasse selbst oder ebenfalls über eine Abrechnungsstelle. Es empfiehlt sich auch hier, den Betrag frühestmöglich einzunehmen, um auch hier ein eventuell aufwändiges Mahnverfahren zu umgehen. Der Preis der privaten physiotherapeutischen Leistung kann vom Unternehmen selbst festgelegt werden. In der Regel liegt der Privatsatz in der Höhe zwischen dem VDAK-Satz (Verband der Angestellten Krankenkassen), über den Beihilfesatz bis zum 3,2-fachen VDAK-Satz.

▶ **Tipps**
- Erstellen Sie Ihre persönliche Liste mit Pro und Contra zum Thema „Digitale Physiotherapie" und entscheiden Sie im Anschluss darüber, ob diese Therapieform etwas für Sie ist.
- Überlegen Sie, wen Sie in Ihrem Team für die Therapieform Videotherapie begeistern können.
- Überlegen Sie, ob Sie Personen kennen, die aus verschiedenen Gründen nicht mehr in der Praxis arbeiten können, die aber durchaus die Physiotherapie als Videotherapie ausführen können.
- Informieren Sie sich. Welches technische Equipment Sie empfehlen, mit welchen Geräten Sie gute Erfahrungen gemacht haben. Probieren Sie die Geräte am besten einmal aus.
- Nutzen Sie die Dokumentenkamera in Ihrer Videotherapie.
- Wählen Sie Ihre Software zur Videotherapie so aus, dass Ihrer Praxis möglichst viel Organisatorisches wie die Datenschutzerklärung, das Flaggensystem, die VRS-Skala etc. abgenommen wird.
- Üben Sie die Kommunikation, Sprache, Mimik und Gestik im Team.
- Üben Sie das Fragen.
- Üben Sie Zuhören und Ausreden lassen.
- Informieren Sie sich über Coachingverfahren und pädagogische Weiterbildungen.
- Halten Sie vor Beginn der Therapiesitzung alle nötigen Unterlagen bereit. Haken Sie Ihre Liste ab.

▶ **Wichtig** Physiotherapie als Videotherapie ist ein fester Bestandteil des Heilmittelkataloges.

Für diejenigen, die im Homeoffice arbeiten, ist die Videotherapie eine tolle Möglichkeit zur gesundheitlichen, betrieblichen Prävention. Sprechen Sie mit den Unternehmen.

Bei der gesetzlichen Krankenkasse darf die erste Behandlung immer nur in der Praxis stattfinden.

Arbeiten Sie zu Ihrer Sicherheit mit dem Flaggensystem. Erkennen Sie Ihre Grenzen.

Strukturieren Sie Ihre Therapiestunden.

Seien Sie sich dessen bewusst, wie wichtig Ihr äußeres Erscheinungsbild und Ihr räumlicher Hintergrund für die Therapie ist.

Dokumentation ist Pflicht.

Denken Sie daran, sich Ihre Leistungen dokumentieren zu lassen.

Literatur

AOK-Gesundheitskasse (2022) „Telemedizinische Leistungen in der Physiotherapie" https://www.aok.de/gp/fileadmin/user_upload/Heilmittel/Physiotherapie/Handouts_Videobehandlung_Physio_barrierefrie.pdf Zugegriffen 04.10.2022

AOK-Gesundheitskasse (11.04.2022) „Übersichtliches Handout zur Videotherapie in der Physiotherapie abrufbar", https://www.aok.de/gp/news-hilfsmittel/newsdetail/uebersichtliches-handout-zur-videotherapie-in-der-physiotherapie-abrufbar Zugegriffen 04.10.2022

Bass Bernard. M. „The Bass Handbook of Leadership, Theory, Research & Managerial Applications." 4. Auflage. New York 2008, S. 1091

Bundesministerium für Gesundheit (22.06.2021) Spahn: „Machen digitale Anwendungen jetzt auch für Pflege nutzbar, Digitale–Versorung–und–Pflege–Modernisierungs-Gesetz (DVPMG)" https://www.bundesgesundheitsministerium.de/service/gesetze-und-verordnungen/guv-19-lp/dvpmg.htm Zugegriffen 04.10.2022

Bundesministerium für Gesundheit (02.10.2022) „Steuerliche Vorteile" https://www.bundesgesundheitsministerium.de/themen/praevention/betriebliche-gesundheitsfoerderung/steuerliche-vorteile.htmlteuerfrei pro Mitarbeiter unterstützt. Zugegriffen 04.10.2022

Bundesministerium der Justiz, (06.12.1994) Ausbildungs- und Prüfungsverordnung für Physiotherapeuten (PhysTh-APrV), Zuletzt geändert durch Art. 22 G v. 15.8.2019 I 1307, https://www.gesetze-im-internet.de/physth-aprv/BJNR378600994.html Zugegriffen 04.10.2022

Der Privatpatient (04.2020) „Teletherapie bei Privatpatienten" https://www.derprivatpatient.de/infothek/nachrichten/teletherapie-bei-privatpatienten Zugegriffen 04.10.2022

DMRZ Deutsches Medizin Rechenzentrum GmbH (2022) „Heilmittelverordnungen: Korrekte Dokumentation und Abrechnung der Videotherapie" https://www.dmrz.de/wissen/ratgeber/videobehandlung-videotherapie#c8045 Zugegriffen 04.10.2022

G-BA Gemeiner Bundesausschuss (21.10.2021)„Gemeinsamer Bundesauschuss ermöglicht Heilmittelbehandlungen auch per Video" Berlin, https://www.g-ba.de/presse/pressemitteilungen-meldungen/992/ Zugegriffen 04.10.2022

GKV Spitzenvertrag,(2022) „Anlage 8, Technische Voraussetzungen für die Erbringung Telemedizinischer Leistungen" Verträge nach § 125 Abs. 1 SGB V, https://www.gkv-heilmittel.de/media/dokumente/heilmittel_vertraege/vertraege_physiotherapie/anlagen/20220401_Anlage_8_Technische_Anforderungen_Physiotherapie.pdf Zugegriffen 04.10.2022

Greif S, Rauen C (27.09.2022) „Coaching" Lexikon der Psychologie, Dorsch, Hogrebe https://dorsch.hogrefe.com/stichwort/coaching Zugegriffen 04.10.2022

Hahnstin T, Ken Lanig A. „Digital Lernen, Das Homeschooling-Methodenbuch", Tectum Verlag Baden-Baden 2020, S 19–23, S 59–61 S 96–97, S 202–204

Hartmann-Strauss S „Videotherapie und Videosupervision", Praxishandbuch für Psychotherapie und Beratung online, Springer Verlag Berlin 2020, S 38–39, S 52–54

health & policy (21.10.2021) „Heilmittelbehandlungen auch per Video möglich" https://www.healthpolicy-online.de/news/gemeinsamer-bundesauschuss-ermoeglicht-heilmittelbehandlungen-auch-per-video Zugegriffen 04.10.2022

Helmke A. (2006) „Was wissen wir über guten Unterricht?", Pädagogik https://www.studocu.com/de/document/universitat-kassel/methoden-theorien-praxis/helmke-2006-was-wissen-wir-uber-guten-unterricht/16426304 Zugegriffen 04.10.2022

Kranz-Opgen-Rhein B., Krott P. (März 2022) „Ausbildungsinhalte" www.Physio-Online-Sprechstunde.de Zugegriffen 04.10.2022

Landherr (2007) „Beispiel für eine Unterrichtsorganisation nach dem Sandwichprinzip" Lehrerfortbildungservers Baden-Württemberg, https://lehrerfortbildung-bw.de/u_gestaltlehrlern/projekte/sol/fb1/03_grundlagen/sandwichprinzip/ Zugegriffen 04.10.2022

Physio-Deutschland (26.03.2020) „Empfehlung zur Durchführung von Videobehandlun-
    gen"https://www.physio-deutschland.de/fileadmin/data/bund/Dateien_oeffentlich/Beruf_und_
    Bildung/26032020_Empfehlungen_zur_Durchf%C3%BChrung_von_Videobehandlungen__
    final.pdf Zugegriffen 04.10.2022
Physio-Deutschland (05.05.2022) „Faktenblatt Videotherapie", https://he.physio-deutschland.de/
    fileadmin/data/bund/news/pdfs/05052022__Faktenblatt_Videotherapie.pdf   Zugegriffen
    04.10.2022
Rauen C (2005) „Handbuch Coaching." 3. Auflage. Hogrefe, Göttingen
Schneider C (2022) „vom "hands on zum hands off" mit dem GGW (Physiotherapeuten als Berater
    in Therapie und Prävention) GGW Homburg", https://bay.physio-deutschland.de/uploads/tx_
    sschseminarsext/Artikel_PhysioC_05.pdf Zugegriffen 04.10.2022
Sozialgesetzbuch SGB V Fünftes Buch (16.09.2022) Gesetzliche Krankenversicherungen, „§ 1
    SGB V Solidarität und Eigenverantwortung" zuletzt geändert durch Art. 2 G v. 16.9.2022 I
    1454 https://www.sozialgesetzbuch-sgb.de/sgbv/20.html Zugegriffen 04.10.2022
Universität Oldenburg (2022) „Methodenkartei – Unterrichtsmethoden von A-Z" Ein studenti-
    sches Projekt im Lehramtsstudium der Bildungswissenschaften, https://www.methodenkartei.
    uni-oldenburg.de/methode/sandwich-methode/?pdf=1830 Zugegriffen 04.10.2022
Vale M (2002) „Coaching patients with coronary heart disease to achieve the target cholesterol."
    Journal of Clinical Epidemiology. 55, 2002, S. 247

Online-Beratung ohne Rezept

6

Online-Beratung bei Gesunden darf auch ohne ärztliche Verordnung durchgeführt werden.

Zu Beratungsgesprächen gehören zum Beispiel Informationen im Sinne einer physiotherapeutischen Fachberatung. Themenbeispiele sind:

- Was ist manuelle Therapie?
- Wie läuft die Lymphdrainage ab?
- Wie unterscheidet sich Physiotherapie in der Palliative Care von der normalen Physiotherapie?
- Was kann man präventiv in der Physiotherapie erlernen?
- Sportberatung
- …

Eine weitere physiotherapeutische Leistung ist das freie Präventionsangebot und die Betreuung von Firmenkunden im Bereich Betriebliche Gesundheitliche Prävention § 20 SGB V.

Beim Thema „Physiotherapie in der Firmenprävention" wird ersichtlich, dass die Physiotherapie als Videotherapieform sehr zeitgemäß und auch notwendig ist. Die Berufswirklichkeit für Angestellte hat sich nicht zuletzt durch die Corona-Pandemie verändert. Immer mehr Personen üben einen Teil ihrer Beschäftigung im Homeoffice aus. Der Gesetzgeber hat den Weg für das Homeoffice geöffnet.

Die Videotherapie bietet eine Möglichkeit, dem § 20 SGB V gerecht zu werden. So können die Behandlungen flexibel von überall aus angenommen werden.

6.1   Die Teilnahme an Präventionsmaßnahmen – Primärprävention

Die Teilnahme an Präventionsmaßnahmen – Primärprävention – ist für jeden Kunden auch ohne ärztliche Verordnung möglich.

Das Bundesgesundheitsministerium beschreibt primäre Prävention wie folgt:

„… Die primäre Prävention zielt darauf ab, die Entstehung von Krankheiten zu verhindern. Gerade „Volkskrankheiten" wie Diabetes mellitus Typ 2 oder Herz-Kreislauf-Erkrankungen (z. B. Herzinfarkt), aber auch einige psychische Störungen (z. B. Depression) können in vielen Fällen durch eine gesundheitsbewusste Lebensweise – unterstützt von gesundheitsfördernden Lebensbedingungen – vermieden, verzögert oder in ihrem Verlauf günstig beeinflusst werden. Zu den begünstigenden Faktoren zählen u. a. eine gesunde Ernährung, sportliche Aktivitäten oder eine gute Stressbewältigung. Durch Impfungen, die auch zu Maßnahmen der primären Prävention zählen, lassen sich verschiedene schwerwiegende Infektionskrankheiten verhindern …" *(Quelle: https://www.bundesgesundheitsministerium. de/service/begriffe-von-a-z/p/praevention.html letzter Zugriff: 05.10.2021)*

Präventionsfördernde Maßnahmen dürfen ebenso wie physiotherapeutische Beratungen, mit Gesunden ohne ärztliche Verordnung durchgeführt werden.

6.2   Physiotherapie ohne Rezept

Menschen, die schon einmal mit gleicher Diagnose und bekannter, entsprechender ärztlicher Verordnung in der gleichen Physiotherapieeinrichtung behandelt wurden, dürfen auch ohne Rezept weiter betreut werden.

Über die zusätzliche Qualifikation „Sektoraler Heilpraktiker Physiotherapie" dürfen physiotherapeutische Leistungen ohne ärztliche Verordnung durchgeführt werden. Bei zusätzlicher Qualifikation „Sektoraler Heilpraktiker Physiotherapie" muss im Erstkontakt abgeklärt werden, ob behandelt werden darf oder in den ärztlichen Bereich verwiesen werden muss.

Gibt es neue gesundheitliche Beschwerden oder liegt eine neue Erkrankung vor, so darf diese Behandlung nicht ohne ärztliche oder Heilpraktikerverordnung stattfinden. Bei jeglichem Verdacht auf eine Erkrankung und bei jeder Unsicherheit muss auf den ärztlichen Bereich oder Heilpraxis verwiesen werden. Eine Behandlung darf nicht stattfinden.

6.3   Risikomanagement

Vor jeder Behandlung und jeder Beratung müssen Sie sich vergewissern, ob Sie in diesem speziellen Fall behandeln oder beraten dürfen. Bei jeglichem Verdacht auf eine (schwerwiegende) Erkrankung und/oder Infektionserkrankung muss an den ärztlichen Bereich verwiesen werden (siehe auch Heilpraktiker-Recht).

Um die fachliche Entscheidung zu treffen, ob behandelt werden darf oder nicht, bietet sich ein gezieltes Risikomanagement an.

6.3.1 Maßnahmen zum Risikomanagement

Screeningverfahren sollen helfen, Gefahren und Krankheiten zu erkennen. In der Physiotherapie hat sich das Flaggensystem als Screeningverfahren hierfür etabliert. Screeningverfahren wie das Flaggensystem müssen durchgeführt werden, wenn:

- keine ärztliche oder Heilpraktikerverordnung vorliegt,
- die Verordnung nachgereicht wird,
- die behandelte Person schon einmal mit einer Verordnung mit bekannter Diagnose in der Praxis war und behandelt wurde,
- Prävention ohne Verordnung stattfindet,
- Beratungsanfragen bearbeitet werden.

Mit dem *Flaggensystem* als Screeningverfahren sollen Personen herausgefiltert werden, bei denen der Verdacht auf eine Pathologie (eine Krankheit) besteht und es ersichtlich ist, dass sie an einer physiotherapeutischen Behandlung und Beratung oder Physio-Online-Sprechstunde nicht ohne ärztliche Verordnung teilnehmen dürfen. Die einzelnen Farben des Flaggensystems stehen für folgende Ergebnisse:

Flaggenfarbe	Funktion	Reaktion
Green (grün)	Alles ist in Ordnung	Es darf behandelt und beraten werden
Yellow (gelb)	Chronifizierung, psychosoziale Fakten	Hinweise an ärztlichen Bereich oder Heilpraxis geben
Red (rot)	Ernsthafte Pathologien	Hinweise an ärztlichen Bereich oder Heilpraxis geben

Erwähnt sei der Vollständigkeit halber, dass in der Literatur noch zwei weitere Flaggen beschrieben werden: die Black und Blue Flags. Black Flag steht hierbei für monetäre Faktoren und Blue Flag für Arbeitsplatzfaktoren.

Behandelnde müssen bei jedem Kontakt per Videotherapie neu entscheiden, ob die Behandlung online stattfinden darf oder eine Überweisung erfolgen muss.

6.3.2 Red Flags

Über das Flaggensystem sollen folgende Krankheiten als Risiko ausgeschlossen werden:

- Verdacht auf Fraktur/Ruptur
- Verdacht auf eine bösartige Erkrankung (Tumorerkrankung)
- Verdacht auf ein entzündliches Geschehen, lokal oder systemisch
- Verdacht auf ein Geschehen im Rückenmark

- Verdacht auf ein chronisches Geschehen
- Verdacht auf einen Bandscheibenvorfall, eine periphere Nervenläsion oder ein Cauda-Equina-Syndrom
- Verdacht auf eine viszerale Pathologie
- Verdacht auf eine schwerwiegende Gefäßpathologie, wie z. B. ein Aneurysma oder eine periphere vaskuläre Ursache
- Verdacht auf ein psychogenes Geschehen
- Ungeklärte Kopfschmerzen und Schwindel
- Herzbeschwerden

Um diese Pathologien auszuschließen, kann ein Screening-Fragebogen ausgefüllt werden, der mit gezielten Fragen arbeitet.

6.3.3 Screening-Fragebogen

Im Screening-Fragebogen werden Fragen zur Gesundheit gestellt, die mit *Ja* oder *Nein* beantwortet werden können. Die Fragen beziehen sich auf die einzelnen Körperstrukturen des Menschen. Sollten eine oder mehrere Fragen im Fragebogen mit der Antwort *Ja* beantwortet werden, so kann das auf ein pathologisches Geschehen hinweisen. In diesem Fall muss an die ärztlichen oder heilpraktischen Kollegen verwiesen werden.

William Boissonnault hat einen speziellen Screening-Fragebogen als Erstkontakt-Fragebogen in der manuellen Therapie eingeführt. Dieser Fragebogen ist auf der Grundlage von wissenschaftlichen Messmethoden entwickelt worden. Der Originalfragebogen kann unter der Internetadresse:

https://www.physiotherapie-elsbeck-boergel.de/wp-content/uploads/2021/02/Erstkontaktfragebogen.pdf

heruntergeladen werden.

In Deutschland stellt die Arbeitsgruppe Zukunftsinitiative Physiotherapie unter: http://screening-bogen.de einen überarbeiteten Fragebogen als Screening-Grundlage zur Verfügung.

Beispiel

In der folgenden Tabelle werden Fragen aus einem Screening-Fragebogen vorgestellt. Die Tabelle zeigt weiterhin, dass der jeweiligen Frage – mit *Ja* beantwortet – eine Pathologie zugrunde liegen kann, die eine bestimmte Ursache hat.

Frage	Antwort Ja	Mögliche Pathologie
Hat sich Ihr Gewicht in der letzten Zeit verändert, ohne dass Sie bewusst darauf Einfluss genommen haben?	x	Ein tumoröses Geschehen kann mit starkem, ungewolltem Gewichtsverlust einhergehen
Haben Sie in der letzten Zeit mit unbekanntem Schwindel zu tun?	x	Bluthochdruck, ein tumoröses Geschehen im Kopf oder auch eine neurologische Erkrankung können mit Schwindel einhergehen

Frage	Antwort Ja	Mögliche Pathologie
Sind Sie oft müde, schwach und abgeschlagen?	x	Ein tumoröses Geschehen kann mit unerklärbarer Schwäche einhergehen
Hatten Sie in der letzten Zeit oder heute Fieber oder Schüttelfrost?	x	Eine Entzündung im Körper kann zu Fieber oder Schüttelfrost führen. Ebenso kann ein tumoröses Geschehen diese Symptome hervorrufen
Schwitzen Sie in der letzten Zeit vermehrt, vor allem nachts?	x	Ein tumoröses Geschehen kann mit nächtlichem Schwitzen einhergehen
Haben Sie neurologische Anzeichen, wie Kribbeln, Taubheitsgefühl oder Zittern?	x	Ein Bandscheibenvorfall kann durch Nervenirritationen gekennzeichnet sein. Diese führen zu Taubheitsgefühlen und Kribbeln. Zittern ist z. B. ein Kardinalzeichen für Morbus Parkinson
Haben Sie Schwellungen in Armen, Beinen oder Gesicht? Zum Beispiel auch unter den Augen?	x	Nierenerkrankungen und Herzerkrankungen können zu Wassereinlagerungen führen
Hat sich Ihr Sehen verändert: Sehen Sie Doppelbilder oder unscharf. Ist Ihr Auge entzündet oder gerötet?	x	Doppelbilder können ein Zeichen von MS sein
Haben Sie mit Brustschmerzen und Schmerzen in den linken Arm und/oder ungewöhnlichen Blutdruckwerten zu tun?	x	Ein Herzinfarkt kann als Symptom zu Schmerzen, die in den linken Arm ausstrahlen, führen. In der Akutphase kann der Blutdruck hypoton sein und die Herzfrequenz tachykard
Treten bei Ihnen in der letzten Zeit Blutung wie auch Nasenbluten auf?	x	Nasenbluten kann ein Zeichen von einer Hypertonie sein
Haben Sie Blut im Stuhl wahrgenommen?	x	Blut im Stuhl kann ein Zeichen auf eine bösartige Erkrankung im Darm sein
Leiden Sie unter plötzlich auftretenden unerklärlichen Hämatomen (blauen Flecken)?	x	Unerklärte Hämatome können auf eine Leukämie hinweisen

Ergänzende und erklärende Informationen zu den Fragen der Tabelle
Um Krankheiten zu erkennen, müssen Behandelnde pathologische Geschehen der einzelnen Körperstrukturen kennen. In der Tabelle sind folgende Pathologien aufgeführt:

- Tumoröses Geschehen
- Entzündung
- Nierenerkrankung
- Multiple Sklerose (MS)
- Herzinfarkt
- Hypertonie
- Darmerkrankung
- Leukämie

Im Anschluss werden die Merkmale dieser Erkrankungen als Beispiel aufgeführt.

Allgemeine Warnzeichen eines tumorösen Geschehens
- Ungewollte Gewichtsabnahme (mehr als 10 % des Körpergewichtes)
- Appetitlosigkeit, Abneigung gegen bestimmte Speisen, insbesondere Fleisch
- Leistungsminderung, Schwäche und Müdigkeit
- Fieber und Schweißneigung (v. a. nachts)
- Juckreiz
- Schmerzen
- Blutbildveränderungen, v. a. Anämie

Allgemeine Warnzeichen eines Entzündungsgeschehens
- Dolor – Schmerz
- Tumor – Schwellung
- Calor – Überwärmung
- Rubor – Rötung
- Functio laesa – gestörte Funktion
- Fieber – Körperkerntemperatur >38°C
- Durch Noxen (Zellbestandteile oder Produkte der Erreger)
- Blutdruckabfall bis Kreislaufschock bei ausgedehnter Entzündungsreaktion

Allgemeine Warnzeichen einer Nierenerkrankung
- Hypertonie
- Ödeme: Lidödeme, Lungenödeme
- Geschmacksstörungen, Übelkeit, Durchfall, Erbrechen
- Kopfschmerzen
- Wesensveränderungen
- Verwirrtheit
- Hautjucken
- Haut braun-grau-gelb

Allgemeine Warnzeichen einer multiplen Sklerose (MS)
- Doppelbilder – Hirnstammbeteiligung
- Sehnerventzündung
- Sensibilitätsstörungen – wie Ameisenkribbeln
- Lähmungen in den Beinen
- Blasen-Darm-Störungen
- Kleinhirnstörungen – undeutliche Sprache, Intentionstremor, spastische Lähmungen
- Psychische Störungen

Allgemeine Warnzeichen eines Herzinfarktes
- Plötzlich auftretende Schmerzen hinter dem Brustbein – Vernichtungsschmerz – in Arm, Unterkiefer, Rücken, Schulterblatt oder Oberbauch ziehend, länger als 15 min
- Blassgrau und kaltschweißig – Munddreieck
- Todesangst
- Unruhe
- Atemnot
- Übelkeit bis hin zum Erbrechen
- Tachykardie
- Blutdruck zu hoch oder zu niedrig
- Eventuell Extrasystolen

Allgemeine Warnzeichen einer Hypertonie
- Kopfdruck
- Kopfschmerzen
- Ohrensausen
- Herzklopfen
- Schwindel
- Schweißausbrüche
- Häufiges Nasenbluten
- Verschlechterung des Sehvermögens

Warnzeichen Blut im Stuhl
- Teerstuhl = Blutquelle im oberen Gastrointestinaltrakt – Mund bis Duodenum
- Okkultes Blut= nichtsichtbares Blut – nur über Test nachweisbar = Blutquelle kann im gesamten Gastrointestinaltrakt auftreten
- Helles Blut = Quelle im unteren Verdauungstrakt = Jejunum bis After= z. B. Hämorrhoiden

Allgemeine Warnzeichen einer Leukämie (je nach Form)
- Krankheitsgefühl
- Fieber
- Abgeschlagenheit
- Nachtschweiß
- Erhöhte Blutungsneigung
- Erhöhte Infektanfälligkeit
- Anämiesymptome
- Zahnfleischentzündungen
- Juckende Hautausschläge

6.4   Dokumentation privater Leistungen

Behandelnde sind immer zur Dokumentation in der Physiotherapie verpflichtet.
Zur Dokumentation in der Videotherapie gehören folgende Inhalte:

- Unterschrift zur Datenschutzerklärung
- Einverständniserklärung zur Videotherapie
- Flaggen-Test
- Befundbogen; VAS-Skala, NRS-Skala, …
- Behandlungsverlaufsbogen
- Unterschrift zur erhaltenen Videotherapie

6.5   Preisgestaltung

Private Leistungen ohne Verordnung können in verschiedener Form in Rechnung
gestellt und bezahlt werden:

- Das Physiotherapie-Unternehmen schreibt nach dem bereits stattgefundenen
  Termin eine Rechnung. Diese Vorgehensweise wird meist gerne bei bekannten
  Personen durchgeführt, da das Unternehmen die Person persönlich kennt und der
  Einrichtung die Kontaktdaten nachweislich bekannt sind.
- Die vereinbarte Leistung wird bei der Buchung der Leistung direkt in Rechnung
  gestellt und muss vor Erbringung der Leistung bezahlt werden. Diese Form der
  Bezahlung ist über die verschiedenen Internetdienste wie PayPal, Amazon Pay,
  Klarna … möglich.
- Eine solche Vorgehensweise bietet sich vor allem an, wenn die Person dem
  Unternehmen nicht bekannt und nicht in der gleichen Stadt ansässig ist.

Die Preise für private physiotherapeutische Leistungen ohne Rezept in Form der
Videotherapie   (Anschlussbehandlungen   ohne   Verordnungen   nach   einer
Heilmittelbehandlung, Beratung und Prävention) können frei vom Unternehmen
festgelegt werden.
Die Preise bedingen sich aus dem Zusammenspiel von

- Personalkosten, Zeitfaktor (Vor- und Nachbereitung plus Beratungsdauer), den
  Vertriebskosten, den Raumkosten, den Kosten der Videoplattform, Fortbildungs-
  kosten und den Kosten des Technischen Equipments.
- Wettbewerbsumfeld: Die Preisgestaltung der physiotherapeutischen Einrichtungen im Umfeld kann als Richtwert für das eigene Unternehmen eingesetzt
  werden. Natürlich kann der Preis deutlich höher oder niedriger als der ortsübliche Preis angesetzt werden. Eine Begründung für eine nicht ortsübliche Preisgestaltung sollte man parat haben. Begründung für einen höheren Preis wären
  zum Beispiel die besonderen beruflichen Qualifikationen.

- Nachfrage und Kaufbereitschaft: Der Preis richtet sich immer auch danach, wie groß die Nachfrage und Kaufbereitschaft nach physiotherapeutischer Beratung oder physiotherapeutischer Präventionsbehandlung in Form der Videotherapie auf dem Markt ist.

Diese Bedingungen bestimmen zusammen den Preis eines physiotherapeutischen Angebotes.

Abb. 6.1 beschreibt die Faktoren, welche die Preisgestaltung im Allgemeinen bedingen.

Zunächst einmal gilt:

- Physiotherapeutische Leistungen ohne ärztliche Verordnung sind steuerpflichtig.
- Physiotherapeutische Behandlungen mit ärztlicher Verordnung sind umsatzsteuerfrei.

Behandlungen, die sich nach Verordnung ohne weitere ärztliche Verordnung anschließen, auch wenn sie dasselbe Behandlungsgebiet, dieselbe Diagnose und die gleiche Anwendung betreffen und innerhalb eines Jahres stattfinden, sind umsatzsteuerpflichtig. So beschreibt am 16.4.21 ein aktuelles Urteil des FG Düsseldorf, (1 K 2249/17 U) die rechtliche Situation für Physiotherapiepraxen.

Ein Physiotherapie-Unternehmen wird unter der Rubrik Kleinunternehmer geführt, wenn die Erträge aus nicht verschriebenen Leistungen unter 22.000 € liegen (bis 2019 17.500 €). Somit ist der Betrieb bis dahin immer noch als umsatzsteuerfrei anzusehen. Fallen die Erträge höher aus, so gehen die Inhaber das Risiko ein, umsatzsteuerpflichtig zu werden.

Deshalb muss die steuerliche Situation immer wieder mit dem Steuerberater und einer juristischen Person abgeklärt werden, um kein Risiko einzugehen.

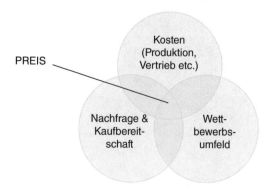

Preisgestaltung
Faktoren, die den Preis bestimmen

TELEFON
0221 / 99555100

DIM
Deutsches Institut für Marketing

Abb. 6.1 Preisgestaltung. (Mit freundlicher Erlaubnis des Deutschen Institutes für Marketing)

▶   **Tipps** Nutzen Sie Screening-Fragebögen und vertiefen Sie Ihre Fähigkeiten
      in der medizinischen und physiotherapeutischen Diagnostik.
      Informieren Sie sich über die Preisgestaltung Ihrer Kollegen.

▶   **Wichtig** Denken Sie an Ihr Risikomanagement.
      Benutzen Sie das Flaggensystem.
      Zur Preisgestaltung gehören die Faktoren: Kosten, Wettbewerbsumfeld
      und Nachfrage.
      Beachten Sie die Steuer privat – Behandlungen ohne Rezept ….
      Sprechen Sie mit Beratern für Steuer und Recht.

Literatur

Bierbach E „Naturheilpraxis Heute", Elsevier, München|Urban & Fischer (2019), Kapitel 4.3.1.,
    4.5.4., 10.6.2., 11.5.1., 13.4.8., 16.5.1., 23.7.1.,20.6.1.
Boissonnault W. „Screenen oder nicht screenen – gar keine Frage. Manuelle Therapie" 2015
    https://www.physiotherapie-elsbeck-boergel.de/wp   content/uploads/2021/02/Erstkontakt-
    fragebogen.pdf Zugegriffen 04.10.2022
Bundesministerium für Gesundheit „Prävention" https://www.bundesgesundheitsministerium.de/
    service/begriffe-von-a-z/p/praevention.html Zugegriffen: 05.10.2021
Bundesministerium der Justiz, „Gesetz über die berufsmäßige Ausübung der Heilkunde ohne Be-
    stallung", https://www.gesetze-im-internet.de/heilprg/index.html Zugegriffen: 05.10.2021
DIM- Team (27. 01.2021) „Preisgestaltung: Das müssen Sie wissen und beachten" https://www.
    marketinginstitut.biz/blog/preisgestaltung/ Zugegriffen 04.10.2022
Lüdtke K. Grauel L. Laube D.: „Screening in der Physiotherapie: Das Flaggen-System – Warn-
    signale erkennen Gebundene Ausgabe" Thiem Verlag Stuttgart, 2. Auflage, 7. Oktober 2020,
    Seite13–17
https://physio-berater.de/umsatzsteuer/ Zugegriffen: 28.08.2023
https://www.iww.de/pfb/steuergestaltung/umsatzsteuer-physiotherapeutische-leistungen-ohne-
    aerztliche-verordnung-sind-steuerpflichtig-f141846 Zugegriffen: 28.08.2023
SGB V, Fünftes Buch Gesetzliche Krankenversicherungen, Stand: Zuletzt geändert durch Art. 2 G
    v. 16.9.2022 I 1454, § 20 SGB V Primäre Prävention und Gesundheitsförderung https://www.
    sozialgesetzbuch-sgb.de/sgbv/20.html Zugegriffen 04.10.2022

Marketing

7

7.1 Social-Media-Plattformen

Digitale Plattformen, auf denen sich die User vernetzen können und die dem sozialen Austausch dienen, werden als Social-Media-Plattformen bezeichnet.

Über Social Media können Nachrichten geteilt werden. Die User kommunizieren untereinander. Diese Kommunikation geht weit über den normalen Bekanntenkreis der einzelnen User hinaus, denn Suchmaschinen schaffen die Möglichkeit, Personen mit gleichen Interessen und Gesprächspartner allen Alters auf der ganzen Welt zu vernetzen.

Da man als Physiotherapiepraxis nicht nur auf die Kundschaft in der direkten räumlichen Umgebung angewiesen ist, wird Werbung auf den Social-Media-Plattformen von großer Bedeutung für das Unternehmen. Über Social Media kann das Unternehmen seinen Bekanntheitsgrad vergrößern und neue Kundschaft gewinnen.

Zu den bekanntesten Social-Media-Plattformen als Angebot gehören unter anderem:

- Facebook
- Instagram
- TikTok
- LinkedIn
- YouTube

Jede dieser Plattformen hat ihr spezielles Publikum. Sortiert nach dem Alter der User listen sich die Benutzer wie folgt auf:

- Bei Facebook fällt der größte User-Anteil auf das Alter zwischen 30 und 49 Jahren, gefolgt von der Altersgruppe zwischen 14 und 29 Jahren.
- Instagram hat das größte Publikum an Usern zwischen 14 und 29 Jahren. „…Laut der ARD/ZDF-Onlinestudie 2021 ist unter den 14- bis 29-Jährigen Instagram das meistgenutzte soziale Netzwerk in Deutschland …".
- TikTok-User sind noch jünger als Instagram-User. Sie sind in der Altersgruppe der 14- bis 29-Jährigen zu finden.

Will man also seinen Kundenstamm für die Videophysiotherapie oder für Videoprävention vergrößern, so muss die Zielgruppe, die bedient und gebunden werden soll, im Vorfeld möglichst exakt definiert werden, um so zu entscheiden, auf welcher Social-Media-Plattform Werbung gepostet werden soll.

Für die definierte Zielgruppe benötigt man folgende Parameter:

- Alter
- Lebensumstände
- Beruf und Arbeitsstelle
- Familienstand

Weitere sinnvolle Informationen spielen für die Zielgruppenbestimmung eine wichtige Rolle:

- Hobbys
- Sportliche Aktivitäten

Erst wenn ausreichende Informationen über die spezifische Zielgruppe bekannt sind, kann entschieden werden, auf welcher Social-Media-Plattform geeignete Werbung am sinnvollsten gepostet werden sollte.

Beispiel

Ein Angebot eines Präventionskurses für Golf im Alter zwischen 45 und 65 Jahren ist eine Werbung, die vom Alter her auf Facebook sinnvoll geschaltet werden könnte, deren Bewerbung auf TikTok aber nicht unbedingt Sinn ergibt.

Die Bewerbung eines Faszienkurses, speziell für Sporttreibende, die bouldern, im Alter zwischen 18 und 35 Jahren, bietet sich auf Instagram an. Sportler, die bouldern, finden sich eher auf einer Social-Media-Plattform mit einer jüngeren Altersstruktur.

Letztlich muss das Unternehmen testen, wo die Werbung am besten die Zielgruppe erreicht.

Jede Plattform hat ihre eigenen Algorithmen, um eine Relevanz für den Einzelnen zu ermitteln. Der Algorithmus bestimmt, was für den einzelnen User auf der jeweiligen Social-Media-Plattform sichtbar ist. Die Algorithmen der Anbieter sind in vielen Fällen nicht im Einzelnen bekannt und als Geschäftsgeheimnis streng gehütet. Algorithmen ändern sich immer wieder. Das heißt, die physiotherapeutischen Unternehmen müssen ihre Werbung immer wieder an die Veränderungen anpassen. ◄

7.2   SEO – Suchmaschinenoptimierung

Eine SEO (Search Engine Optimization) ist eine Suchmaschinenoptimierung oder eine Optimierung der Sucherfahrung.

Die Search Experience Optimization ist für die Website eines Unternehmens notwendig, damit die Website im Netz von den Usern auf Google oder über andere Suchmaschinen gefunden wird. Eine suchmaschinenoptimierte Website bedarf der genauen Planung, damit der entsprechende User und die passende Website zueinander finden.

7.2.1   Zielgruppe definieren

Auch für die SEO müssen die Zielgruppe, die angesprochen werden soll, und das Produkt, das vermarktet werden soll, genau formuliert werden.

Hilfreich bei dieser Entscheidung sind fünf W-Fragen:

- Wen möchte ich ansprechen?
- Welches Produkt (was) möchte ich vermarkten?
- Wo möchte ich jemanden erreichen?
- Wie möchte ich Menschen erreichen?
- Wann soll die potenzielle Kundschaft angesprochen werden?

Eine mögliche Zielgruppe und das Produkt Video-Physiotherapie könnten beispielsweise wie folgt beschrieben werden:

„Kundschaft aus dem deutschsprachigen oder englischsprachigen Raum, die Physiotherapie als Videotherapie nutzen wollen. Das Behandlungsgebiet betrifft die Beckenbodentherapie als Prophylaxe. Die Therapie findet im geschützten Gruppenbereich statt."

Im Beispiel sind folgende nutzerspezifischen Begriffe festgelegt:

- Deutschsprachig oder englischsprachig
- Beckenbodentherapie
- Prophylaxe
- Geschützt
- Gruppe

Mit dieser Merkmal-Liste ist die Zielgruppe eindeutig definiert. Die Werbung kann zielgruppengerecht erstellt und auf der Website hochgeladen werden.

7.2.2 Website erstellen

Die Werbe-Website wird um die Zielgruppe und um die Begriffe herum aufgebaut, die sie bewerben soll. Es ist günstig, für jedes Thema, das beworben werden soll, eine eigene Seite auf der Website festzulegen. So kann im oben genannten Beispiel eine Seite der Website die Physiotherapie als Videotherapie beschreiben, eine Seite die Kontinenz- und Prophylaxe-Therapie und eine Seite die allgemeinen Hinweise (Gruppe, Sprache, Anzahl, Kosten) zum Angebot.

Jede dieser Seiten sollte relevante Inhalte zum entsprechenden Thema beinhalten. Man sollte nie mehr als fünf Stichworte als relevante Begriffe für eine Seite verwenden. Je gezielter die Seite angelegt ist, desto eher findet eine Suchmaschine diese Seite und bietet sie dem User bei dessen Suche später an.

Geht man wie beschrieben vor, so optimiert man die Website und sein Werbeangebot im Internet und erhöht die Chance, im Netz gefunden zu werden.

▶   **Tipps** Stellen Sie zur Zielgruppenanalyse die fünf W-Fragen.
Bedenken Sie in Ihrer Auswahl der Social-Media-Plattform die Altersstruktur der Plattform.
Schauen Sie sich nicht nur auf die Altersstruktur Ihrer Zielgruppe, sondern sammeln sie auch Informationen wie: „Zu welcher Zeit benutzt die Zielgruppe am ehesten die Social-Media-Plattform?"

▶   **Wichtig** Ohne SEO (Suchmaschinenoptimierung) für Ihre Website läuft gar nichts.

Literatur

Bielfeldt A. (2022) „Zur Social-Media-Strategie in 5 Schritten", https://blog.fanpagekarma.com/de/2022/02/24/in-5-schritten-zur-social-media-strategie-erfolgreich-ziele-setzen/ Zugegriffen: 04.10.2022

Onlinemarketing.de (2022): Lexikon: „Social Media" https://onlinemarketing.de/lexikon/definition-social-media Zugegriffen: 04.10.2022

Rabe L (11.11.2021) „Anteil der Nutzer von Social-Media-Plattformen nach Altersgruppen in Deutschland im Jahr 2021" https://de.statista.com/statistik/daten/studie/543605/umfrage/verteilung-der-nutzer-von-social-media-plattformen-nach-altersgruppen-in-deutschland/ Zugegriffen: 04.10.2022

Zukunft und Trends

8

Fast täglich formieren sich im Internet neue digitale Angebote. Zurzeit entstehen Unternehmen, die Physiotherapie-Einrichtungen übergreifend vernetzen können.

8.1 Vernetzende Website-Angebote

Verschiedene Websites haben es sich zur Aufgabe gemacht, physiotherapeutische Einrichtungen mit potenziellen Patientinnen und Patienten zu vernetzen. So erhalten diese möglichst zeitnah ihre gewünschte spezifisch-qualifizierte Therapie oder Beratung in einer Physiotherapie-Einrichtung. Physiotherapie-Einrichtungen können über diese Dienstleistung schnell offene Lücken im Terminplan füllen.

Softwareanbieter wie Therapie Fix oder Doctolib bieten den Praxen einen solchen Dienst an. Die Therapiepraxen stellen den Anbietern die benötigten Daten aus ihrem Unternehmen zur Verfügung. Hierzu gehören zum Beispiel:

- Praxisadresse
- Terminplan
- Therapeutenspezifische Qualifikationen
- Öffnungszeiten
- Extra-Angebote

Zunächst erfolgt eine Anmeldung beim Dienstleister. Das Dienstleistungsunternehmen erfragt die erforderlichen Daten. Dazu gehören:

- Welche Therapieform ist gewünscht?
- Welche Anzahl an Therapieeinheiten … werden gewünscht?
- Welcher räumliche Suchradius kommt in Frage?

B. Kranz-Opgen-Rhein, *Digitalisierung in der Physiotherapie*, https://doi.org/10.1007/978-3-662-68274-6_8

- Wann ist Zeit?
- Sonderwünsche?
- Welche Versicherung besteht?

Mit den gesammelten Daten sucht das System genau die den Wünschen entsprechende Einrichtung aus den Anbietern aus, die alle gewünschten Kriterien und Rahmenbedingungen erfüllen.

8.2   Schulungsplattformen zur digitalen Therapie

Digitale Unternehmen, die die Kompetenzen im Bereich der digitalen Physiotherapie erweitern möchten, bieten digitale Schulungen zum Thema Digitale Physiotherapie an. So bietet als Beispiel PhysiOnline eine Zertifikatsfortbildung mit abschließender Online-Wissensüberprüfung als Online-Videoschulung an.

Die dort angebotene Zertifikatsfortbildung vermittelt Inhalte aus verschiedenen Bereichen:

- IT-Wissen
- Technisches Equipment
- Recht
- Pädagogik und Didaktik
- Psychologische Einflüsse
- Durchführung einer Videotherapieeinheit
- Flaggensystem – Grenzen und Sicherheit in der Videotherapie
- …

Über Schulungsangebote sollen Behandelnde für die digitale Physiotherapie und die Videotherapie für den Markt fit gemacht werden.

8.3   Digitale Medizintechnik – Zukünftiges

Die Medizintechnik entwickelt und erforscht bereits verschiedene Möglichkeiten, die Physiotherapie technisch-digital zu unterstützen.

8.3.1 Messwerte digital ermitteln

Medizintechnische Messsonden können bereits digitale Messwerte ermitteln und erfassen.

Hierzu gehört zum Beispiel:

- Bewegungsausmaß – Messung
- Messung der Muskelkraft
- Bewegungsablauf einer durchgeführten Bewegung

Diese technischen Möglichkeiten werden in Zukunft in der Videophysiotherapie ergänzend nutzbar sein. Das macht Behandelnde wieder ein Stück unabhängiger von der Vorortbetreuung.

8.3.2   Biofeedback-Programme

Biofeedback-Programme werden in der Zukunft auch digital eingesetzt werden können. Über Feedback-Therapien in Form der Videotherapie können die Therapien begleitet werden. Zusätzlich zu den Korrekturmöglichkeiten der Biofeedback-Programme selbst kann während der Videotherapie gezielt in das Biofeedback-Training eingegriffen werden und direkt korrigieren.

8.3.3   Digital kontrollierte Trainingstherapie

Digital trainieren in Form von attraktiven Spielen soll das Trainingsverhalten fördern.

Ein Beispiel für eine innovative, digitale Trainingstherapie ist der „Intelligenter Handschuh" der Firma Cynteract (Abb. 8.1). Über einen Handschuh mit Bewegungssensoren steuern die Teilnehmenden ein Spielgeschehen über den PC.

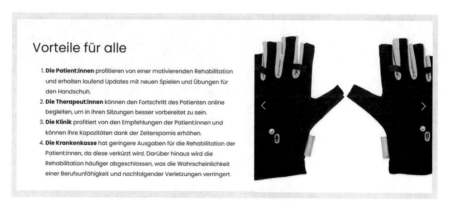

Abb. 8.1 https://www.cynteract.com/de/rehabilitation. (Mit freundlicher Genehmigung der Firma Synteract vom 05.10.2022)

Spielerische Möglichkeiten fördern das Trainingsverhalten. Gleichzeitig werden wertvolle Informationen durch die Sensoren im Spiel erfasst und gesammelt, die das Fortschreiten in der Therapie aufzeichnen, festhalten und erklären können.

Solche Prozesse werden in Zukunft nicht nur begleitet werden, sondern auch über den PC steuerbar.

Literatur

Sümmermann G., Cynteract: „Vorteile für Alle" https://www.cynteract.com/de/rehabilitation Zugegriffen: 04.10.2022

Abschluss

9

Durch die digitale Physiotherapie eröffnen sich interessante neue Berufsfelder.

Gerade der jungen Generation bieten die digitalen Möglichkeiten eine wertvolle Ergänzung zu den althergebrachten physiotherapeutischen Anwendungsformen.

Junge haben meist nur wenig Berührungsängste mit der digitalen Technik. Sie sind den täglichen Umgang mit den digitalen Techniken gewohnt. Auch die eigene Medienpräsenz stellt für sie in Zeiten von Facebook, Instagram und Co. meist kein Problem dar. Sie sind interessiert an den neuen Techniken und Möglichkeiten. Physiotherapeutische Einrichtungen, die mit der digitalen Physiotherapie arbeiten, erhöhen das Interesse von Digital Natives, bei ihnen zu arbeiten.

9.1 Self-Care-Management – ein guter Rat zum Schluss

Die Arbeit am Computer stellt für den menschlichen Körper eine hohe Belastung dar. Das statische Sitzen, meist mit den Händen auf der Tastatur und stetigem Blick auf den Bildschirm belasten den gesamten Körper und besonders die Augen. Bei Menschen, die viel mit dem Computer arbeiten, können folgenden Beschwerden auftreten:

Ergänzende Information Die elektronische Version dieses Kapitels enthält Zusatzmaterial, auf das über folgenden Link zugegriffen werden kann [https://doi.org/10.1007/978-3-662-68274-6_9]. Die Videos lassen sich durch Anklicken des DOI-Links in der Legende einer entsprechenden Abbildung abspielen, oder indem Sie diesen Link mit der SN More Media App scannen.

- Augenbrennen
- Augenschmerzen
- Kopfschmerzen
- Muskuläre Verspannungen
- Nervosität
- …

Damit Beschwerden erst gar nicht auftreten, sollte von Anfang an für ein gesundes Self-Care-Management gesorgt werden. Es gibt viele Möglichkeiten, sich über verschiedene Präventionsmaßnahmen vor Überlastung zu schützen. So führt z. B. eine gute Terminplanung im Vorfeld, mit dem Wechsel zwischen dem Einsatz in der Video-Physiotherapie und dem Einsatz in den physiotherapeutischen Einrichtungen direkt dazu, Beschwerden erst gar nicht entstehen zu lassen.

9.1.1 Der Wechsel macht es interessant

Ein Wechsel zwischen Video-Physiotherapie und Vor-Ort-Therapie setzt die statische Belastung des Körpers während der Computerarbeit herunter. Ebenfalls hilft es, aktive Bewegungsübungen gemeinsam mit dem Teilnehmenden durchzuführen. Übungen werden vorgemacht, und „zusammen aktiv üben" unterstützt die eigene Prävention dabei.

Ebenso ist es wichtig, immer wieder kurze Pausen (5–10 min) zu machen. Kurze Pausen helfen, aktiv gegen Verspannungen vorzugehen.

Die Pausen können gleichzeitig für einen aktivierenden Snack genutzt werden, bevor es dann wieder an die Arbeit geht (Abb. 9.1).

9.1.2 Aktive Übungen

Computerarbeit führt häufig zu einer Erhöhung der muskulären Spannung im Körper. Menschen neigen unter Anspannung dazu, die Schultern hochzuziehen, die Krümmungen der Wirbelsäule zu verstärken, insbesondere die Lordose der Halswirbelsäule (HWS) zu verstärken. Oft werden dabei die Zähne zusammengebissen.

Auf die betroffenen Strukturen muss beim Self-Care-Management besonders geachtet werden.

Energieschub

aus der Praxis Dr. rer. medic. Beate Kranz-Opgen-Rhein

M3 meine drei minuten

©www.beate-kranz-opgen-rhein.de

Nahrung für Gehirn und Muskulatur
Traubensaft versorgt den Körper mit Direktenergie –
Naturjoghurt sorgt für die energetische Nachhaltigkeit

Guten Appetit!

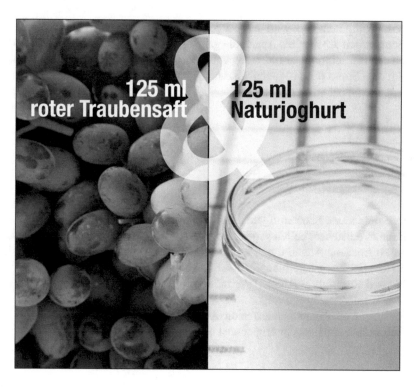

Abb. 9.1 Pausendrink Energieschub

Es bietet sich an, auch an der Video-Physiotherapie effektive Übungen, die gegen Verspannungen bei der Computerarbeit helfen, zu zeigen:

Übungsbeispiele:

- Der aufrechte Sitz (Abb. 9.2)
- Schultern kreisen
- Arme kreisen
- An- und Entspannen der HWS-Muskulatur
- Lockerungsübungen für den Kiefer
- Dreh- und Dehnübungen für den Rücken
- Beinkräftigung und Dehnung
- Entspannungsübungen

9.1.3   Übungen für die Augen

Bei der Computerarbeit wird das Auge stark belastet (Abb. 9.3). Während der Computerarbeit arbeiten die Augen die ganze Zeit in der Naheinstellung und fokussieren den Bildschirm. Der Lidschlag wird reduziert und die Augen werden trocken.

Um dem Stress für die Augen vorzubeugen und entgegenzuwirken, werden verschiedene Maßnahmen empfohlen:

- Lüften
- Genug trinken
- Entspannungspausen
- Tageslicht
- Augenübungen (Abb. 9.4)

- Der verbesserte Sauerstoffgehalt und die Luftfeuchtigkeit, die beim Lüften des Raumes entstehen, helfen gegen trockene Augen. Medikamentös kann man sich gegen trockene Augen durch z. B. Tropfen der Augen mit Hyaluronsäure behelfen. Hyaluronsäure bindet Wasser und hält die Augen feucht.
- Flüssigkeitszufuhr (Trinken) verhindert ebenfalls, dass die Augen zu trocken werden.
- Entspannungsübungen entlasten die Augen- und Gesichtsmuskulatur.
- Gutes Licht entlastet die Augenmuskulatur.

Der aufrechte Sitz

M3 · meine drei minuten

aus der Praxis Dr. rer. medic. Beate Kranz-Opgen-Rhein

©www.beate-kranz-opgen-rhein.de

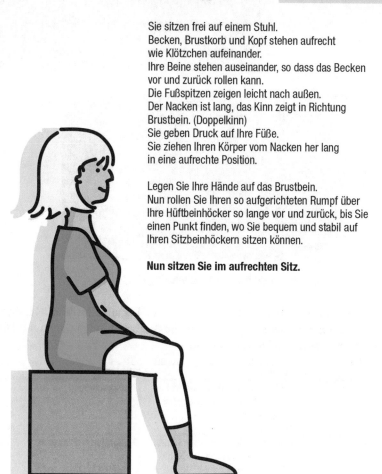

Sie sitzen frei auf einem Stuhl.
Becken, Brustkorb und Kopf stehen aufrecht
wie Klötzchen aufeinander.
Ihre Beine stehen auseinander, so dass das Becken
vor und zurück rollen kann.
Die Fußspitzen zeigen leicht nach außen.
Der Nacken ist lang, das Kinn zeigt in Richtung
Brustbein. (Doppelkinn)
Sie geben Druck auf Ihre Füße.
Sie ziehen Ihren Körper vom Nacken her lang
in eine aufrechte Position.

Legen Sie Ihre Hände auf das Brustbein.
Nun rollen Sie Ihren so aufgerichteten Rumpf über
Ihre Hüftbeinhöcker so lange vor und zurück, bis Sie
einen Punkt finden, wo Sie bequem und stabil auf
Ihren Sitzbeinhöckern sitzen können.

Nun sitzen Sie im aufrechten Sitz.

Abb. 9.2   Immer wieder den aufrechten Sitz üben

Abb. 9.3 Bei der
Computerarbeit wird das
Auge stark belastet.
(© Dragana Gordic /
Stock.adobe.com)

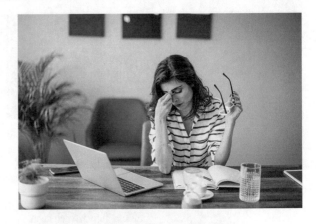

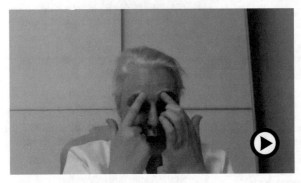

Abb. 9.4 Augenübungen (▶ https://doi.org/10.1007/000-bgj)

Anspannen und Entspannen der Muskulatur, ein Training der Muskeln, ist für alle Muskeln unseres Körpers wichtig. Auch die Augenmuskulatur kann mit Hilfe kleiner Übungen positiv beeinflusst werden:

Name	Übung	Wirkung
Palmieren	Hände warmreiben und wie eine Höhle lichtdicht über die Augen legen; 20–30 s durchführen	Entspannung
Nah- und Fern-Pendel	Objekt in der Ferne betrachten, dann das Objekt in der Nähe fokussieren	Fokussieren trainieren
Augenspaziergang	Den Blick schweifen lassen, langsam und ruhig die Natur betrachten	Muskelentspannung

Name	Übung	Wirkung
Blinzeln und gähnen	Blinzeln und bewusst gähnen	Befeuchtet die Augen – dadurch wird die Sauerstoffversorgung verbessert und der Stress reduziert
Massage	Massage von der Nasenwurzel aus in Richtung Augenbraue und Ausstreichen der oberen Augenhöhle	Muskelentspannung
Augenbewegungstraining	Augen schließen und den Augapfel in jede Bewegungsrichtung bis an das Bewegungsende führen	Augenmuskeltraining

▶ **Tipps** Üben Sie zusammen.
Lüften Sie regelmäßig den Raum.
Trinken Sie genug.
Machen Sie Pausen.
Entlasten Sie ihre Augen.

▶ **Wichtig** Nichts geht ohne Self-Care-Management!

Literatur

Envivas, (29. 09. 2017) Das Gesundheitsmagazin „Augentraining gegen Kurzsichtigkeit" https://www.envivas.de/magazin/auge/augentraining/ Zugegriffen: 04.10.2022

Fuchshuber J, (17.06.2021) Techniker Krankenkasse „ Übung zur Augenentspannung für Bildschirmarbeiter" https://www.tk.de/techniker/magazin/life-balance/balance-im-job/uebung-augenentspannung-bildschirmarbeit-2009260?tkcm=aaus, Zugegriffen: 04.10.2022

Hartmann-Strauss S: „Videotherapie und Videosupervision" Springer Verlag Berlin, 2020, S 133 ff

Haufe Online Redaktion (20.08.12018) „Computerarbeit mit gesundheitlichen Risiken und Nebenwirkungen" https://www.haufe.de/arbeitsschutz/gesundheit-umwelt/computerarbeit-mit-gesundheitlichen-risiken-und-nebenwirkungen_94_464412.html Zugegriffen: 04.10.2022

Kohler Amala S. (08.09.2008), Perspektive Mittelstand „Augentraining, Vier Entspannungsübungen für die PC-Arbeit" https://www.perspektive-mittelstand.de/Augentraining-Vier-Entspannungsuebungen-fuer-die-PC-Arbeit/management-wissen/2119.html Zugegriffen:

Stichwortverzeichnis

Printed in the United States
by Baker & Taylor Publisher Services